Anuschka Roshani · Gleißen

ANUSCHKA ROSHANI

GLEISSEN

WIE MICH LSD
FÜRS LEBEN KURIERTE

KEIN & ABER

Cover: Maurice Ettlin
Satz: Dörlemann Satz, Lemförde
Druck und Bindung: GGP Media GmbH, Pößneck
ISBN 978-3-0369-5892-7
Auch als eBook erhältlich

www.keinundaber.ch

Here comes the Sun ...

NÜCHTERN BESEHEN, bin ich dieselbe geblieben, so stinknormal wie eh und je. Doch gucke ich bei vollem Bewusstsein durch das Brennglas LSD, versuche ich meine Reiseerfahrungen in einem einzigen Satz zu bündeln, dann läuft es auf diese eine Zeile heraus: *Ich ist eine andere.*

Im Rückspiegel betrachtet, habe ich den Eindruck, bis dahin mehr als fünfzig Jahre lang durchs Tal der Ahnungslosen gewandelt zu sein, über ein Feld, von dessen feiner Beschaffenheit ich nicht den leisesten Schimmer hatte. Über ein höchst privates Feld, nicht weniger als mein Leben.

Mittlerweile erscheint mir die Erfahrung, sechsmal *under the influence* gewesen zu sein, zu einem einzigen Paradoxon zusammengeschnürt, das bis in meine Gegenwart ausgestrahlt hat, noch immer weiter ausstrahlt – in einer Widersprüchlichkeit auf immens vielen verschiedenen Ebenen.

Seitdem mutet das tägliche Leben schlichtweg eigenartig an, so, als würde alles und jedes miteinander zusammenhängen, obgleich ich nach wie vor nicht unbedingt zu sagen wüsste, wie: Überall entdecke ich jetzt lauter Querverbindungen zu dem Dreh- und Angelpunkt meines »Überwältigungserlebnisses«.

Heute Morgen etwa sah ich einen kleinen Jungen mit großer Begeisterung wieder und wieder in eine Pfütze springen, und mir schoss durch den Kopf, dass meinem Alltag im Grunde genau dieses magische Aufleuchten banaler Momente verloren gegangen ist – ein solch simpler Freudensprung!

Mit jedem Jahr, das ich älter wurde, war aus dem ursprünglichen, kindlichen Erleben mehr und mehr ein bloßes Wegleben meiner Tage geworden, und ein nervtötendes Planer-Temperament übernahm an dieser Stelle. Anstatt mich dem Geschehen hinzugeben, wertvollere Augenblicke auszukosten und Unangenehmes schlicht und einfach, ohne allzu viel Grübeln und Hadern, durchzustehen, kommentierte eine penetrante Stimme in meinem Schädel permanent die nichtigsten Ereignisse, noch während sie stattfanden.

Nun, mit einem Schlag, wars damit aus und vorbei. Auf dem Zenit meines Trips hatte ich gemeint, die Schönheit der Existenz in all ihrem Gleißen wahrzunehmen; alles flammte auf.

Und diese einmalige Anschauung – so sah es auf eine fast gespenstische Weise aus – trudelte mit einem geradezu phänomenalen Langzeiteffekt bei mir ein! Denn allem Anschein nach taugte LSD auch fürs prosaische Dasein als Blicköffner: Plötzlich begann ich, die ordinäre Welt ebenfalls mit radikal anderen Augen zu sehen – und das, nachdem ich sie nur für wenige Stunden derart verändert und unmittelbar angetroffen hatte.

Die Substanz hatte mein Ich in eine gefühlte Ewigkeit gebombt – ich glaubte zu sterben –, und meinem Alltagsbefinden währenddessen, so unmerklich wie unverkennbar, eine funkelnagelneue Dimension hinzugefügt. Das Zeug machte mich offensichtlich über den Trip hinaus quicklebendig, in einem Maße lebendig, wie ich es zuvor niemals für möglich gehalten hätte.

Unter LSD hatte ich mir eingebildet, dass die Zeit gar nicht existiert, sie lediglich ein Konstrukt des Gehirns war, das die Tage strukturieren wollte, und dank dieser unschuldig daherkommenden Eingebung ergriff mich ein sagenhafter Gleichmut. Mehr noch: euphorische Gelassenheit.

Fortan, folgerte ich, musste ich zu keinem Zug mehr hetzen; wenn ich ihn verpasste, konnte ich genauso gut den nächsten nehmen. Ich musste keine E-Mail unverzüglich beantworten; das konnte ich auch eine Woche später machen, sollte es sich dann nicht eh schon von allein erledigt haben.

Das meiste – so meine Gemütsverfassung – geschah ja sowieso ohne mein Zutun.

Sechsmal hatte ich im Basler Universitätsspital die ekelerregende LSD-Alkohollösung hinuntergewürgt. Ich war sehr nervös (und sehr blauäugig) in dieses tolldreiste Experiment gegangen; und ohne jede Heilserwartung.

Anders als jene wissenschaftlichen Studien, welche die Forschungsrenaissance von LSD in den letzten Jahren eingeleitet haben: Sie richten ihr Interesse auf psychische Erkrankungen – besonders auf Depressionen, Angststörungen und Süchte.

Die Aufbruchstimmung in der Psychiatrie kommt nicht von ungefähr, rund 200 bis 300 Millionen Menschen weltweit sind seelisch krank. Ein Markt von schätzungsweise einer Milliarde Konsumenten wartet auf neue Arzneimittel, die eine Alternative zu den herkömmlichen Antidepressiva und Angstlösern sein könnten. (Und wenn die finsteren Prognosen sich bewahrheiten, wird die Zahl durch die Pandemie noch um ein Vielfaches größer werden.)

Die klinische Studie in Basel, an der ich als Probandin teilnahm, befasste sich mit der pharmazeutischen Wirkung von verschiedenen LSD-Dosierungen – wie der 5-HT_{2A}-Rezeptor durch welche Dosis stimuliert wird –; eine Heilwirkung aber sollte nicht untersucht werden.

Wenn ich nun darüber schreibe – und schreiben heißt ja auch, sich selbst zu lesen – muss ich mich erst einmal an die Unschuld erinnern, die meine Tage davor hatten. Und gleichzeitig in dieses *Davor* miteinbeziehen, dass ich nie von mir dachte, ich würde mit einem stumpfen Blick durchs Leben gehen.

Erst von heute aus zurückgeschaut, wird es zu einer Behauptung (noch nicht Lüge), dass ich dieses Wagnis damals in erster Linie im Namen der Wissenschaft eingegangen bin. Sicherlich kann ich weiter annehmen, dass ich mir erhoffte, die Ergebnisse der Studie würden dazu beitragen, LSD als Medikament in naher Zukunft in der Praxis erproben zu dürfen: Die Droge werde nach ihrem nahezu weltweiten Verbot 1971 und ihrer damit einhergehenden jahrzehntelangen Dämonisierung wieder für Wissenschaftlerinnen und Wissenschaftler als Untersuchungsgegenstand salonfähig. Diese wären bereit, das vermeintliche Gift mit altem, neuem medizinischen Sachverstand anzugehen.

Jetzt jedoch ist es für mich befremdlich, dass mir die Monate, in denen ich an der Studie teilnahm, irgendwie lebendiger vorkommen als die Monate davor. Natürlich erkenne ich mich in der Person *davor* wieder – ich kann mich sehr gut an sie erinnern –, bloß kann ich heute nicht um das leise Unbehagen drumrumdenken, ich könnte über manche Strecken in meinen vorübergezogenen Tagen *davor* unnötig abwesend gewesen sein. Etwas muss schon da gewesen sein (vielleicht nur zaghaft an eine Tür gepocht haben), als ich meine Exkursion begann. Hätte ich mir meine bevorstehende Reise sonst nicht als eine Wartung meines Selbst, anstatt als eine Reparatur erträumt? Anders kann ich es mir nicht mehr vorstellen: Mich wird die vage Aussicht gejuckt haben, meine eigene individuelle Wahrnehmung erweitern zu können – sie in unbekannte Höhen hinauf auszudehnen, beziehungsweise in unbekannte Tiefen.

Ich habe mir nicht die Mühe gemacht, im etymologischen Wörterbuch nachzuschlagen, ob *curious* und »kurios« auf den gleichen Wortstamm zurückgehen; bevor ich loslief, schwante mir jedenfalls nichts Böses. Damals schätzte ich, Neugier würde die halbe Miete bei dieser Expedition sein und so etwas wie Mut überhaupt nicht vonnöten. Kurioserweise wähnte ich mich tatsächlich auf der sicheren Seite (und da spielt mir meine Erinnerung wohl auch keinen Streich): Ich musste keinen besonderen Unbilden ein Schnippchen schlagen – und meine Vorannahme, umgekehrt würde bestimmt noch genügend Vergnügliches für mich im Netz hängenbleiben, war weniger Unschuld als Erfahrungswert.

Alles in allem war ich mit meiner grundsätzlichen Verfassung und den näheren Umständen zufrieden, das heißt, mit all dem, was mir tagtäglich so geschah – und ich kam mir auch eher durchschnittlich neurotisch vor. Und dennoch muss in einer Ecke meines Wachbewusstseins schon ein *Trotzdem* gewesen sein, die stete Frage: Muss es nicht *trotzdem* noch mehr als alles geben?

Auch die Scham, vermute ich, war in der unschuldigen Vorzeit angelegt. Auf einem Nebengleis fürchtete ich mich bereits damals davor, mich unerträglich ich-besoffen aufzuführen. Gleichzeitig war mir eins von Anfang an ungeniert klar – ich würde diese Reise mit mir als einziger Reisebegleitung antreten. Der abgedroschene Werbeslogan fiel mir ein, »Machen Sie mal Urlaub vom Ich!«. Das Wenige, was ich wusste, als ich mich aufmachte zu meiner persönlichen Terra incognita, war: In Basel würde ich mich definitiv in die entgegengesetzte Richtung bewegen – Urlaub mutterseelenallein mit meinem Ich machen. Einsam mein Ich-Territorium durchqueren, und wer weiß, womit im Marschgepäck. Mir fehlte jegliche Vorstellung davon, ob dieser Vorstoß ein sonnenheller Spaziergang oder ein Horrortrip werden würde.

Wenn meiner Imagination auch inzwischen durch LSD beträchtlich auf die Sprünge geholfen wurde, der Ausklang dieser fundamentalen Sinnesreizung ist verquer geblieben: Das Surreale dieser Erfahrung machte mein Leben seltsamerweise auf Dauer, über die mehr als zwanzig Stunden hinaus, die ich im Krankenhausbett mit 200 Mikrogramm LSD im Blut dalag, realer denn je. Irgendwie *fühlbarer.*

Über Monate darauf war alles leicht und licht, unbeschwert und himmlisch. Keine kleinste Sorge, keine größere Angst dräute am Horizont. Ein früherer Gedanke – dass ich nicht bloß auf der Welt war, um etwas zu Lebzeiten auf die Beine zu stellen – streifte mich erneut und mit einer gewissen Penetranz: Vielleicht lag meine Aufgabe vielmehr darin, mich anständig an meinen Privilegien qua Geburt zu ergötzen – im richtigen Land, zur richtigen Zeit, in der richtigen Familie geboren zu sein.

Mein selbst antrainierter Erledigungszwang löste sich derweil in Luft auf; ich schlenderte nun lässig, überdies mit sanft aufgespannten, zarten Antennen, durch meine Tage – keinesfalls länger wie ein ferngesteuerter Pyjama. Ja, alles schien in Butter.

Vorübergehend auf jeden Fall.

Zu diesem Wahnsinnsprodukt war ich meinem Empfinden nach wie die Jungfrau zum Kinde gelangt. Mich erreichte diese Gabe in einer Art unbefleckter Empfängnis, irgendwie von LSD erzeugt. Aber welchen Weg hatte es in meinem Körper und Geist insgesamt zurückgelegt, welchen Weg hatte ich in der Tat hinter mich gebracht?

Zunächst kriegte ich nurmehr mit, dass ich in eine unablässige Wirklichkeitsjustierung hineingeschlittert war: Die Wucht, mit der mich das Lysergsäurediethylamid durch mein Ego gepeitscht hatte, hallte so ungeheuer wie ungeheuerlich als stetes Echo nach. Ständig glich ich die verschiedenen Realitäten gegeneinander ab, beobachtete ich mich im Kontrast zwischen *Davor* und *Danach*. Wie konnte das sein?

Schließlich war ich doch bloß für ein paar Stunden auf den tiefen, dunklen Grund meines Unterbewusstseins hinunter zu einem Nichts gesunken – und was für ein schöner Befreiungsakt folgte daraus! (Und was für ein Mysterium! Ohne Absicht nahm ich vier Kilo ab, wuchs mehrere Zentimeter, schlief nur wenige Stunden und war tagsüber dennoch putzmunter.)

Konnte ich mir selbst kaum erklären, was da eigentlich passiert war, wie sollte ich davon Außenstehenden berichten können? Entzogen sich diese pointillistisch anmutenden Impressionen nicht eh jeder Darstellung, waren sie nicht ganz und gar unbeschreiblich – und bedeutete das nicht im Umkehrschluss, dass es bei dem Versuch, innere Wahrheiten schriftlich festzuhalten, so oder so bei einer reinen Nabelschau bliebe?

Vielleicht hilft es hier und jetzt, das Phänomen mit einem hochintensiven Traum zu vergleichen: Träumt man, stellt sich die Abfolge der Dinge nahezu zwangsläufig dar – in einer Traumlogik miteinander verknüpft –, und erst beim Erwachen, sobald man jemandem von seinem Traum erzählt, ergibt es keinerlei nachvollziehbaren Sinn mehr. Persönlich finde ich nichts langweiliger als fremde Träume – dessen ungeachtet sagt mir ein gegenteiliges Gefühl, dass die Logik der Träume unter LSD Aussagekraft hat. Sodass ich mir wünsche, der Forscherdrang auf diesem Gebiet – meiner und jener der wissenschaftlich Forschenden – wird sich auszahlen, indem sich die einzelnen Träume als exemplarisch erweisen.

Ich war schon in der zweiten Lebenshälfte, als ich mich mit dem Idealismus der Jugend und der Desillusioniertheit des Alters in dieses Unterfangen stürzte. Beaufsichtigt von Ärzten und Pharmakologinnen, die mittels Fragebögen meine LSD-Erfahrung abzuklopfen versuchten, von dem Ziel gelenkt, am Ende ihrer Studien allgemeinere Aussagen treffen zu können.

Bei Reiseantritt beurteilte ich mich als Mensch im Wesentlichen als die Summe meiner Erinnerungen, von denen sich zu diesem Zeitpunkt bereits eine hübsche Menge angesammelt hatten. Empfand mich als eine Art aufgeklärte Enthusiastin, als optimistische Pragmatikerin, mit einem durch und durch guten Leben, das mir so reichte, dass ich mich nie nach einer Religion sehnte. Und all dies Geschwafel vom Universalen, von einer übergeordneten Ordnung der Dinge war für mich *wishful thinking*, ja Unfug.

Und doch: ob LSD buchstäblich eine Neuverschaltung meiner Synapsen bewerkstelligt hat, wie die Forschung annimmt, oder was immer für die unheimlichen Veränderungen in meiner (Selbst)Beobachtung verantwortlich ist – seither will mich die Möglichkeit nicht verlassen, dass das Leben mir schöne Augen macht. Dass das Schicksal – was auch immer! – es prinzipiell besser mit mir meint.

Das wiederum bescherte mir die generelle Hoffnung, dass dieser Superwirkstoff ein verflucht vielversprechender Ausblick für all jene werden könnte, die sich vom Schicksal vor allem gebeutelt fühlen.

Gut zwei Jahre danach fühle ich mich beschenkt, so anstrengend die Etappen mitunter auch waren. Indem mir die Trips in einer Eindeutigkeit veranschaulicht haben – mittels reinster Empfindung, unter Ausschluss meiner Ratio –, welch unfassliches Abenteuer dem ganz gewöhnlichen Leben innewohnt, sobald man es wagt, in unbekannter Flughöhe darüber zu kreisen und sich über seine irdische Existenz zu erheben. Und für wenige Stunden einmal ans Unendliche zu rühren (es zumindest anzutippen).

Deshalb ist mein Wunsch, dass nicht nur für mich ein Schuh draus wird, wenn ich mich nun an einer Momentaufnahme probiere: unverhohlen und tunlichst präzise zu beschreiben, was das Psychedelikum mit mir im Einzelnen angestellt hat.

Wie hatte mir Peter Gasser gesagt, Psychiater in Solothurn und absoluter Pionier in der Erforschung von LSD als Therapeutikum? Er wolle seine mit LSD behandelten Patientinnen und Patienten in seiner Praxis nicht ins »Nirvana« schicken; es gehe darum, dass Arzt und Patient »der Erfahrung Sprache geben und dadurch eine Bedeutung«.

Der erste Satz in Annie Ernauxs Buch *Le jeune homme* spukt mir im Kopf herum: Wenn ich nicht darüber schreibe, bleiben die Dinge unvollendet – dann wurden sie bloß erlebt.

Heißt das, solange ich mit Worten ringe, ringe ich in Wahrheit mit dem Abstand und der Nähe zu mir selbst und zu anderen?

Zeichne ich meine LSD-Erfahrungen nach, liegt genau darin die Wucht, die ich empfinde, wenn ich zurückdenke – in der kruden emotionalen Mischung aus gnädigem Abstand und intimster Nähe zu meiner Vergangenheit. Mal sehen, ob die Antwort darauf im Prozess reift, als *work in progress*.

Doch so viel vorweg: Nie mehr sollte ich derartig bei mir sein und zugleich so außer mir.

VORBEBEN

Wo fange ich an? Oder besser: Wo fing ich an, an welchem Ausgangspunkt?

Cary Grant kannte ich aus meiner Kindheit. Damals lernte ich den Hollywood-Star als liebenswürdigen Tolpatsch kennen. Sein besonderer Charme entspross für mich einer gutmütigen Verpeiltheit, wie dem Umstand, dass er sich seines schrulligen Gebarens nicht bewusst war. Die Komödie *Leoparden küsst man nicht* habe ich in den Siebzigerjahren des vergangenen Jahrhunderts sicher ein halbes Dutzend Mal im Fernsehen gesehen. Und mit kaum abebbender Begeisterung freute ich mich jedes Mal wieder auf meine Lieblingsstelle, die Schlussszene der Screwball Comedy, in der Cary Grant, ganz zerstreuter Paläontologe, auf dem Brontosaurier-Skelett herumklettert, damit er es um den finalen, endlich aufgefundenen Knochen ergänzen kann. Und sich Katharine Hepburn im wahrsten Sinne als umwerfende Frau entpuppt, als sie das wertvolle Knochengerüst zusammenstürzen lässt. Das tut der Innigkeit des Kusses fürs Happy End, wie man weiß, keinen Abbruch.

Mittlerweile liegt mein Filmvergnügen von einst eine Ära zurück. Zusammen mit US-Nostalgieware wie den *Waltons*, *Eine amerikanische Familie* und *Verliebt in eine Hexe* lagert es irgendwo tief verbuddelt im Fernseh-Pleistozän. (Bedenkt man, was diesem Kinderspaß allein in den deutschen Programmen noch alles nachfolgen sollte, darunter solche Feminismus-Ohrfeigen wie etwa Hugo Egon Balders *Tutti Frutti*, dann kriegt man den Eindruck, dass sich unser aller Sehgewohnheiten massiv verändert haben).

An Cary Grant jedenfalls habe ich über Dekaden meines erwachsenen Lebens keinen Gedanken mehr verschwendet. Er war als Held ausgemustert oder durch andere Ikonen Hollywoods ausgetauscht worden.

Vier Jahrzehnte darauf erfahre ich das nächste Mal wieder von ihm – genau genommen von jener transformativen neuen Rolle, die sich der Star in Eigenregie und abseits des Filmsets gab – um sie für seine Zukunft als Privatmensch voll und ganz ausspielen zu können.

Davon erzählt mir ein Mann, Michael Pollan, ein amerikanischer Journalist und Autor von Bestsellern über Ernährung, dessen Namen ich bis dahin nie gehört habe. Er erzählt es mir über den Nachrichtenumweg Zeitung: Denn ich liege, wie beinahe jeden Sonntag, mittags noch in den Kissen bei der Wochenendlektüre und lese die Seiten »Life & Arts« in der *Financial Times*.

Und da steht nun, jener Michael Pollan habe ein Sachbuch veröffentlicht – mit dem Titel *How To Change Your Mind* –, das nach seinem Ersterscheinen in den USA kürzlich in Großbritannien publiziert worden sei.

Geschildert werde die Historie der Psychedelika-Forschung: Pollan habe alte Studien aus den Fünfziger- und Sechzigerjahren, aber auch aktuelle aus dem angelsächsischen Raum recherchiert und zu einer ebenso ausführlichen wie aufregenden Wissenschaftsgeschichte zusammengefasst. Darin wird auch erwähnt (wenngleich in eher sparsam gehaltenen Absätzen des fast fünfhundert Seiten dicken Buches), dass er während seiner Recherche Erfahrungen mit verschiedenen sogenannten psychoaktiven Substanzen wie LSD, Psilocybin, Ayahuasca und DMT, dem Gift der Sonorischen Wüstenkröte, machte. Zu diesen Selbstversuchen hatte er sich nach seinem sechzigsten Geburtstag entschieden und notgedrungen in den Bereich des Illegalen vorwagen müssen – Präsident Richard Nixon hatte die Droge LSD 1966 in den USA verboten.

Zunächst reagiere ich auf den Artikel über den amerikanischen Kollegen mit scheinbar journalistischem Reflex: Hey, was für ein brandaktuelles Thema! Denn obwohl ich Michael Pollan gar nicht kannte, meine ich, den Reporterehrgeiz zu kennen, der zu seinem jüngsten Buch geführt hat.

Allerdings unterschlüge ich hierbei den Kitzel, den mein vegetatives Nervensystem als Signal darauf an mein Hirn sendet: Noch im Bett liegend sage ich zu meinem Mann, das mache ich nach! Genau mit diesem Ausrufezeichen in der Stimme.

Was mich bei allem herkömmlichen Wissensdurst in diesem Augenblick elektrifiziert, ist die Verlockung, in meinem ebenfalls fortgeschrittenen Alter selbst noch mal den Überschwang des von Pollan angedeuteten Erkenntnisprozesses zu erleben, ja, wer weiß, womöglich so was wie Ekstase.

Die Potenz des Psychedelikums, sagte Pollan, habe er als »Awe in a pill« – als Ehrfurcht in Tablettenform – gespürt. Von seinen Trips sei er mit einem Satz zurückgekehrt, der zwar, wie er gegenüber dem *Financial-Times*-Mann zugab, genauso auf einer Schmalzwunschkarte stehen könnte, dessen Wahrheitsgehalt er danach aber mit jeder Faser seines Herzens unterschreiben wollte: dass Liebe die größte Kraft des Universums ist.

Bereits an diesem Punkt scheidet sich die (gedankliche) Spreu vom Weizen; ich glaube, damals hat auf einer realen, sachlichen Ebene meine *Bewusstseinsveränderung* begonnen. Sowie ein bis heute andauerndes Dilemma: Das LSD hat es geschafft, Zwietracht zwischen meiner Ratio und meiner Emotion zu säen. Mich derart verwirrt, dass ich mich von ihm geheißen fühlte, immer wieder durchzuführen, was sie beim Film den »Weißabgleich« nennen: die Farbtemperatur von Kunst- und Tageslicht gegeneinander abzugleichen.

Stopp, der Reihe nach! Halte ich mich am besten an die Chronologie der Ereignisse – ungeachtet meines jetzigen Wissens, dass die kontinuierliche Abfolge der Zeit das Erste sein würde, was über die Leitplanken meines Bewusstseins flöge.

Doris Dörrie sagt in ihrem Buch *Leben Schreiben Atmen*, Schreiben sei »wie mit der Vergangenheit telefonieren und sie in die Gegenwart holen«. Demnach muss ich jetzt wohl alles dransetzen, mir die Vergangenheit ein zweites Mal in die Gegenwart zu holen. Das erste Mal hat es das LSD für mich besorgt, das zweite

Mal werde ich mich an der Tastatur tippend an mich erinnern müssen. Und dafür billigend in Kauf nehmen, dass mir abermals schwindlig wird, während ich vorm Spiegel Pirouetten um meine eigene Achse drehe.

Doch an diesem Sonntagmorgen ist die Erfahrung des (streckenweise süßen) Schwindels längst keine Erinnerung. Ich bin noch nichtsahnend, wie häufig mir in den kommenden Monaten richtig plümerant werden wird. Wie viele Male ich hin und her taumeln werde, etwa zwischen jenen Bewertungen, an die mein analytischer Verstand anschließen kann, und denen, die sich ihm vordergründig komplett entziehen.

Ja, ich weiß nicht mal darüber Bescheid, dass mein Experiment mitunter mit einem Gefühl von Jetlag einhergehen wird, weil ich mit meinem *irgendwie* neuartigen Um-die-Ecke-Denken eine Weile brauche, um einigermaßen die intellektuelle Kurve zu kratzen: es sich hinziehen wird, bis ich die Angriffe auf mein Selbstbild für mich einsortieren kann.

Schon aus alter Gewohnheit ist mir jedes Esoterik-Klimbim ein Gräuel. Und wäre mir der Ausdruck »Psychonauten« bis dahin jemals untergekommen, hätte ich sie vermutlich für eine obskure Sekte oder eine Weltraum-Spinner-Vereinigung gehalten.

Ich bin gänzlich unbeleckt von eigener Erfahrung. Im Moment meiner Absichtserklärung – als ich meinem Mann (und vor allem mir) schwöre, das recherchiere ich jetzt auf der Stelle nach, Selbstversuch inklusive! – zeigt er mir einen Vogel.

Was natürlich zu erwarten war: Wir haben beide, wie die meisten Leute in unserem Kulturkreis, LSD als gefährliche Droge abgespeichert. Wir Kinder der Siebzigerjahre, groß geworden mit dem Märchen vom bösen, bösen Stoff, der etliche in der Generation vor uns in die Hölle katapultiert hat.

Kann also einer mit halbwegs Grips ernsthaft glauben, was dieser dahergelaufene amerikanische Reporter behauptet? Lysergsäurediethylamid-25 würde von einer Anzahl seriöser Durchblicker gut ein halbes Jahrhundert nach seiner Entdeckung durch den Schweizer Chemiker Albert Hofmann neu angeguckt. Die Forschung habe beschlossen, sich diesen Substanzen wieder neutral – entsentimentalisiert und entdämonisiert – zu widmen. LSD werde nicht länger als »Teufelszeug« aus der Wissenschaft verbannt. Stattdessen sei man nun emsig dran, dessen medizinischen Nutzen für ein sehr breites Spektrum von psychischen Erkrankungen zu untersuchen.

Mein Trigger in diesem Zusammenhang ist vielleicht – ich bin mir heute meiner Erinnerung und meiner jeweiligen Motivlage nicht mehr so sicher – das Stichwort »Medizin«. Außer Journalistin bin ich auch Verhaltensbiologin, daher leidlich mit dem Denken der Naturwissenschaften vertraut. Zugleich siedeln meine bisherigen professionellen Interessen oftmals im Zwischenreich von Geistesgeschichtlichem und Naturwissenschaften; mich interessieren Schnittstellen von Kultur und Neurobiologie.

Na also, wäre es vor diesem Hintergrund nicht zugeknöpft, würde ich mich dieser revolutionären Materie von vornherein verschließen? Von Berufs wegen sowieso, aber auch als Mensch, der aus privater Wissbegier zumindest gelegentlich dem Schicksal ein Angebot machen möchte?

Wahrscheinlich sind das alles nachgereichte Spekulationen zum Ursprung des Zaubers: Neugierde, Abenteuerlust – oder Langeweile und Überdruss, es bleibt mir selbst ein wenig schleierhaft. Dagegen kann ich rekonstruieren, dass mich das Pollan-Porträt in der *Financial Times* nicht als Patientin des Schicksals ansprach: Ich bin weder krankhaft niedergeschlagen noch ängstlich noch süchtig. Mir fehlt nichts.

Und trotzdem scheine ich, ganz unspezifisch und unpathologisch, an irgendeiner Wohlstandskrankheit zu *leiden*: insofern, als ich mich wie viele Bürgerinnen und Bürger der kapitalistischen Welt wie eine Sklavin der Zeit fühle. Mich unter dem unerbittlichen Joch der Uhr wähne, ständig übermäßig gehetzt.

Außerdem bin ich verschroben geworden. In den letzten Jahren habe ich mir Marotten zugelegt, die als ungesund bezeichnen könnte, wer mir nicht wohlgesinnt ist. Ist es etwa normal (oder schon krank), mir die Seele aus dem Leib zu strampeln, damit ich die Ampel noch bei Grün erwische? Und was ist mit meinen skurrilen Ersatzhandlungen, die mir im Alltag Kontrolle verschaffen sollen?

Hin und wieder gebärde ich mich, inmitten meines Tuns, in der Tat wie ein Zwangscharakter, angeblich der schönen Ordnung halber. Okay, ich richte ein zerknautsches Kissen nicht gerade mit Handkantenschlag, aber einige meiner täglichen Kurzbefriedigungen entspringen zum Beispiel so dringenden Bedürfnissen wie dem, die Müslischalen in einer bestimmten Farbkombination ins Fach zu räumen, oder ich choreografiere die einzelnen Schritte des Bettenmachens zu einem Ritual. (Ebenso skurril ist, dass mich meine Familie dennoch schlampig findet.)

Und wie neurotisch bitte ist es, zu glauben, über den Lauf der Zeit gebieten zu können, indem man täglich um 11:11 Uhr aufs Smartphone schielt! Dieses Orakel ist als wiederholter Ausdruck von Kontrollwahn wohl kaum weniger irre als jedes Spießerglück nach zurechtgeknautschten Kissen. Warum aber *Leiden*? Aufs große Ganze bezogen, bleibts ja eine harmlose Macke.

Wäre da nicht diese garstige Unart: würde ich nicht manchmal sage und schreibe vier Mal hintereinander prüfen, ob ich die Terrassentür zugeschlossen habe oder den Gasherd abgestellt. Oder es nur vorhatte.

Seit Jahren vergesse ich, was ich tue, noch während ich es tue.

Die Übermacht von Alltagsautomatismen lässt mir das meiste nie präsent werden; etliche Handlungen mache ich einfach, und das gefälligst zack zack! Vieles dringt so wenig bis in mein Bewusstsein vor, dass ich ab und an leugne, überhaupt dabei gewesen zu sein. Bloß wirke ich mit meinen Selbstbeschwichtigungsmaßnahmen nicht mal auf mich überzeugend, sonst würde mich nicht immer wieder die Angst vor Alzheimer anspringen.

Auf alle Fälle sind diejenigen Momente so rar wie sekundenkurz, in denen sich der Sisyphos in mir zufrieden zurücklehnt, mit der Seelenruhe, den Stein auf die Bergspitze, ganz nach oben, gerollt zu haben. Aber sogar wenn das Behagen darüber, einen Haken auf meiner imaginären Strichliste gemacht zu haben, ausnahmsweise nicht sofort verfliegt – dann kann ich, nein, dann kann *man* sicher sein, dass immer noch etwas übrig bleibt, und sei es nur so was wie *Beziehungsarbeit* oder die *Arbeit an sich selbst.*

Kein Spaß: Zwischendrin wird mir bei meinem artig an den Tag gelegten Pennälerinnenpflichtbewusstsein – an dem kein Alt-Achtundsechziger-Lehrer etwas hat ausrichten können – regelrecht übel von all der Hektik. Spätestens bei der mir ebenfalls selbst verordneten Zwangserholung: Mir ist stets sonnenklar, dass die Ferienpause dazu dienen soll, anschließend noch ein bisschen rasanter durch meinen Alltagsparcours spurten zu können.

(Mein preußischer Perfektionismus, *es* immer gut hinzukriegen, ist ein Kollateralschaden unseres Systems, genauso wie meine latente Sehnsucht, mich von ihm loszusagen.)

Normalerweise fehlt mir fürs Hadern mit derlei Umständen – natürlich! – die Zeit. Zudem habe ich mich ja längst daran gewöhnt, im Dauergalopp Schieflagen zu korrigieren. (Anders als meine Mutter, die seit Jahren jeden Anruf bei mir mit dem kaum variierten Satz einleitet: Ich weiß, du hast furchtbar viel zu tun! Mein Widerwille beim Verneinen meines Stresslevels ändert sich übrigens ebenso wenig.)

Bin ich ehrlich, erschrecke ich nur noch, in welchem Zahn die Wochen über meine Vita hinwegtoben, wenn mir eine alte Freundin ein gemeinsames Erlebnis ins Gedächtnis ruft – und ich mich partout nicht daran erinnern kann. Als sei absehbar, dass ich mein Leben verpasse, sodass sich mein Lebenslauf am Ende zu einer mageren Zeile auf meinem Grabstein zusammenführen lassen wird: *geboren am *, gestorben am *.*

Fast mehr aber macht mir ein anderer Beinahe-Zwang Sorge: jeglichen Eindruck, wie kurzlebig er auch sein mag, in meinem Oberstübchen in Worte fassen zu müssen.

Nachts ist es besonders schlimm. Liege ich wach, rattert es unermüdlich in meiner Birne. In schlaflosen Nächten fühle ich mich bestimmt von Gedankenrinnsalen, die wie ein unaufhörlich tröpfelnder Wasserhahn in mein Gehirn einsickern. Was leider nicht heißt, dass ich philosophische Weisheiten als gedankliche Perlenschnur vor meinem inneren Auge auffädle. Stattdessen denke ich unendliche Trivialitäten, von der Art, ob ich noch genug Käse fürs Frühstücksbrot meiner Tochter im Haus habe oder wann ich in dieser Woche das Altpapier vor die Tür tragen sollte.

Das Vergnügen – so viel geht mir auf –, das für einen bei mutwilliger Absichtslosigkeit rausspringen könnte, ist mir abhandengekommen.

Dabei hat es mir Gerhard Polt, der große Humorist und Weltenkenner, doch vorgemacht: Er hat den Spaß am Nichtstun mal das »Vor-sich-hin-Sinnlosen« genannt – und folgerichtig Talkshow-Einladungen mit der Erklärung abgesagt, nein, am Sonntagabend könne er nicht, da sei er zu Haus …

Zuerst scheint es mir ausgemachte Sache zu sein: Nichts appelliert an mich, auf dem Anfangsfeld stehend, mit irgendeinem Faktum oder Verhältnis in meinem Leben Schluss machen zu müssen. Mich hat keine meiner menschlichen Bindungen zerrüttet; ich habe einen abwechslungsreichen Job voller Begegnungen und Reisen; meine Woche ist gefüllt mit einem Haufen durchschnittlicher Anstrengungen *und* einem Haufen durchschnittlicher Zerstreuungen. Und ist doch mal Not am Mann, beziehungsweise an der Frau, habe ich immer gewusst, wen ich hätte anrufen können. Wer mir bereitwillig aus der Patsche helfen würde, ohne größeres Aufsehen. Und als fettes Sahnehäubchen obendrauf: Was wird mir zusätzlich alles geboten! Schönes in Saus und Braus!

Ich mag Schönes, wie Leute mit Stil. Die Bücher mancher Autorinnen und Autoren verschlinge ich, und Lust, ins Museum zu gehen, habe ich auch nach Jahren und unzähligen Ausstellungsbesuchen noch. Ich habe schon stundenlang vor den Mark-Rothko-Gemälden in der Tate Gallery gehockt und bin für gutes modernes Design jederzeit zu haben.

Was ich sagen will: Ich habe meine Fühler regelmäßig und nachdrücklich in Richtung Schönheit gestreckt – aber *liebe* ich sie? Empfinde ich die Ästhetik in Kunst und Natur mit waschechter Leidenschaft? Seufze ich nicht eher deswegen wohlig, wenn mein Blick zum Beispiel über die toskanische Landschaft schweift, weil ich *weiß*, dass diese sanftgeschwungenen Hügel der Toskana irrsinnig schön sind? Weil ich Ansichten wie diese in meinem Gedächtnisarchiv unter »erlesener Postkartensammlung« deponiert habe?

In einem fernen, vielleicht gar toten Winkel meines Bewusstseins – behaupte ich in der Rückschau auf die jüngere Vergangenheit – hatte sich die Überzeugung abgesetzt, dass meine Leidenschaften vielleicht ab und an etwas, ein *klitzekleines* bisschen, auf der Stelle traten. Dass die Raumluft in meiner Atmosphäre zwar sicher nicht bitter abgestanden war, aber ein wenig Lüftung, ein wenig frischen Wind gebrauchen könnte. Oder schlicht und einfach wieder mehr von diesem wunderbaren Kindergefühl hermusste: mit den staunenden Augen eines ersten Mals auf meine Umgebung blicken zu können.

Zeilen aus einem Gedicht des Schweizer Lyrikers Karl Stamm brachten etwas bei mir zum Klingen:

Schwinde, müdes Glück,
ich nehme mich aus deinem Schoß zurück,
ich juble mich an alle Dinge hin,
ich bin so froh, ich weiß nicht, wer ich bin.

Auf eine rätselhafte Weise schienen sie mir ein Glücksversprechen zu enthalten: Vielleicht sollte man sein Ich einmal ins Ungewisse locken – sich verlieren –, um schlussendlich freudig festhalten zu können, was man an sich hatte.

Bloß war das die Umkehrung des Leitsatzes, den man mir, einer gesamten privilegierten Generation hierzulande, peu à peu eingeimpft hatte: Verwirkliche dich, und du wirst glücklich werden!

Was aber, wenn es so oder so nicht glückte? Am Ende allenfalls ein müdes Glück aus dem Einerlei herausragte? Ungeachtet dessen, wie konsequent man seinem Selbstverwirklichungsprogramm nachkäme.

Im Karton der Kellogs Cornflakes war früher mal eine Comicfigur versteckt. (Wie scharf meine Schwester und ich auf diese Beigabe waren!) Zeugte es nicht von kleinmädchenhafter Naivität, nach wie vor anzunehmen, mit der vollen Packung Selbstverwirklichung würde gleichzeitig das absolute Wissen mitgeliefert, wer man ist?

Möglicherweise entkommt man seinen eigenen Gehirnwäschen am schwersten. Sofort danach dachte ich nämlich in lauter Rechtfertigungen: Vielleicht kann ich als Individuum nix für meinen zivilisationsmatten Blick. Vielleicht kann ich es darauf schieben, seit jeher und *von Natur aus* zu jener Sorte Mensch zu gehören, die sich allzu oft mit Kümmernissen plagen muss, obwohl sie noch mit keiner höheren Gewalt unangenehme Bekanntschaft gemacht hat. Außer mit den üblichen Miseren, mit Liebeskummer und etwaigen seelischen Malaisen, bei denen man nach durchweinten Monaten aufwacht und voller Erleichterung feststellt, dass sich der Schmerz unversehens verzogen hat.

Vielleicht muss man sich nach der eigenen Verantwortung für seinen naturgegebenen Gehirnmodus auch erst fragen, nachdem man leibhaftig versucht hat, ihn nachzubearbeiten. Sich angemaßt hat, *live* und hier auch noch *on the record* sein Gehirn auf Hochtouren zu jagen: Feuer unterm Dach zu machen.

Es konnte ja nicht total zufällig von der glücklich verschonten Babyboomer-Generation die Rede sein, die über fünfzig werden durfte, ohne unmittelbare Kriegserfahrung – von lebensbedrohlichen Seuchen ganz zu schweigen. Die dadurch ausreichend Mittel besaß, sich tüchtig in ihre überzüchteten Befindlichkeiten hineinzuknien.

Einerseits hatte man meiner Generation den Individualismus als Diktat eingetrichtert, andererseits war uns von unseren bescheidener groß gewordenen Eltern im gleichen Badewasser eingeflößt worden, wir sollten zu sozial verträglichen Verkäufern unserer Selbst heranwachsen. Lernen, uns für unsere Sache, für unsere Projekte und Ziele, stark zu machen, aber trotz aller eigens zusammengerafften Besonderheit ja nicht auf dem hohen Ross sitzen. Uns im Interessenkonflikt jeweils für eine übergeordnete Moral entscheiden: solidarisch handeln statt egoistisch.

Wie Cary Grant hatte ich mit Anfang dreißig Yoga ausprobiert, nicht im Zuge einer fulminanten spirituellen Suche, einfach, weil es Mode war. Und so, wie ich mich in meinen ersten Berufsjahren ins Zeug legen musste, konnte ein wenig Lockerlassen zwischendurch nicht schaden.

Doch gegen die Gedankenüberflutung half es keineswegs; ob im herabschauenden Hund oder beim Sonnengruß, irgendeinen Mist dachte ich immer. Und immer, immer schien mir ein Fahrtenschreiber irgendwo tief drinnen alles aufzuzeichnen, was mir durch die Rübe rauschte. Die nervige Quasselstrippe, die sich wie ein Püppchen in der Matroschka verbarg, ließ sich nie ruhigstellen.

Die Yogalehrerin dimmte meine Zweifel mit ihrer Beteuerung, sie habe nach Jahrzehnten nur Minuten erlebt, in denen sich ihr Kopf leer anfühlte. Ich ließ es sowieso bald bleiben, nachdem es mir kontraproduktiv vorkam, zum Yoga zu hasten, um mich dort auf Knopfdruck an der Tiefenentspannung zu versuchen.

Und so gehört zu meiner Sorte Mensch (und meiner Generation) gleichfalls naturgemäß, dass sie sich in Selbstbefragungen ergeht, viel zu viel denkt und alles und jedes ununterbrochen in eine Form gießen muss, damit der Wackelpudding in der Hirnschale nicht weitertanzt. Von solchen Fragen wiederum ist es nur einen Gedankenschritt weit bis zu jenem Fallstrick, ob ich das, was mir (und meiner Generation) vom Leben alles angeboten wird, in der Tat so *genieße*, wie es sich allein dem Anstand nach geziemt. Getreu der Überzeugung, dass ich durch die Gnade der späten Geburt verpflichtet wäre, jeden luxuriösen Moment zu würdigen. Das jedoch – Hochgenuss, Frohlocken, Jubel! – kann man sich kaum vornehmen, so wenig wie man vorsätzlich die Kontrolle über sich verlieren kann.

Und überhaupt, was war mit jenem Glaubenssatz, der dem Künstlermythos innewohnt: dass erst die Kontrastierung von Hell und Dunkel, von Höhen und Tiefen erkennbar machte, was man hat? Damit einem ja nicht passierte, was die französische Schriftstellerin Colette sagte: »Was für ein herrliches Leben hatte ich! Ich wünschte nur, ich hätte es früher bemerkt.«

Hatte ich bisher das Düstere, das abgrundtief Schwarze, aus meinem Sichtkreis gesperrt, unvermeidlich dabei aber auch das Licht in all seiner »Kraft und Herrlichkeit«? Aus einer absurden Angst vor irrationaler Finsternis? Weil ich nunmal als Angsthäsin geboren worden war? War es kein nichtssagender Running Gag meiner Eltern, dass sie mich als Kind »Katastrophen-Nuschi« nannten, weil ich angeblich ständig und überall ein Desaster witterte?

Andersrum, sagte die Psychologie nicht explizit, dass manche Menschen als Frohnaturen zur Welt kommen, manche hingegen als unverbesserliche Griesgrame, die sich am laufenden Band Untergangsszenarien einbilden?

Was stimmte? Oder erwarb man seine Ängste vielmehr im Laufe der Zeit? Pflückte man sie auf der Strecke, mal verträumt wie jenes Grün, das man nebenbei von einem vielfedrigen Blättchen abzupft, mal hoch alarmiert, als hingen sie am Baum der Erkenntnis?

Wenn mich die Erinnerung nicht täuscht – oder mein Gedächtnis nicht außergewöhnlich nachsichtig mit mir ist –, dann hatte ich *wirklich* eine schöne Kindheit. Mir kommen unwillkürlich Sommer auf dem Land in den Sinn, wo meine ältere Schwester und ich auf kurzbeinigen Ponys über Stoppelfelder um die Wette jagten, oder wir mit einer Horde Freundinnen und Freunden in brütender Hitze zum nächsten See radelten. Aber ich bin nicht blind, ich sehe schon, dass angesichts manch verregneten Augusts in den letzten Jahrzehnten auch in meinen ersten zehn, elf, zwölf Sommern nicht ausschließlich Schönwetter gewesen sein kann. Das Jahr kein ewiger Sommer war. Der Himmel gewiss nicht dauerblau.

Nichtsdestotrotz *möchte* ich weiterhin davon ausgehen, dass ich zu der recht seltenen Subspezies Erdbewohner zähle, die für ihre zukünftigen Geschicke eine Tonne Daseinsfreude mitgekriegt haben. Dass es nicht nur im Vergleich mit dem großen Rest auf diesem Planeten, weder objektiv noch subjektiv, legitime Gründe gibt, zu jammern. Oder auch nur zu mäkeln.

Und *das* stimmte ja: Meine behüteten Mädchenjahre haben mich nie beelendet; auch das potenziell größte Unheil in meinem Kinderdasein – die Scheidung meiner Eltern – scheint mich fürs spätere Leben nicht übertrieben beschwert zu haben.

Dennoch habe ich in den letzten Jahren auffallend viel Zeit in meiner Vergangenheit zugebracht, unter anderem mit den Erinnerungen an meinen (damals noch lebenden) Vater. An mein Aufwachsen in den Siebzigerjahren. Wahrscheinlich bringen das die sogenannten mittleren Jahre so mit sich; eventuell ist es auch piepegal, womit genau man im Einzelnen seine Stunden verläppert. Aber es erklärt mir inzwischen mindestens in Teilen, warum mich der Bericht in der *Financial Times* über das LSD-Forschungsrevival augenblicklich entzündete: Hierbei handelte es sich um das kindliche Gepräge – wie sich die frühe Biografie konkret ausgewirkt haben könnte. Sozusagen um den Klassiker: darauf, wer ich war, wer ich bin und wer ich sein will.

Ich, Ich, Ich – das würde Fluch wie Segen bei diesem Experiment sein, so viel habe ich bereits geahnt. Vorher hatte ich mich nie systematisch um die Freiheiten und die Grenzen meines Verstandes und meines Bewusstseins gekümmert – ich hegte nie die Absicht, wie viele meiner Freundinnen und Freunde während des Studiums, über Jahre zigmal pro Woche, am liebsten schon morgens in der Früh, zum Psychoanalytiker zu gehen. Der *shrink* war eine komische New Yorker Erfindung aus Woody-Allen-Filmen; fern des Kinos hatte ich keine Vorstellung davon, wozu der nütze sein konnte. Und als mir ein Freund mal von dem nachhaltigen Erfolg seiner Psychoanalyse vorschwärmte – der für ihn darin bestand, dass er sich danach an keinen seiner Albträume erinnerte –, war ich perplex gewesen: was denn, darin allein sollte die Grandezza des Freudschen Echos widerhallen?

Jener Freund hatte mir erzählt, wie sein Vater ihn, den übersensiblen kleinen Jungen – der für ihn aus der bäuerlichen Art geschlagen war –, gepeinigt hatte, indem er ihn zwang, mit zur Jagd zu gehen und die Beute auszuweiden. Nacht für Nacht hatte er seither diese Tortur erneut durchleben müssen. Nacht für Nacht erwachte er (sowie seine damalige Freundin) von seinen Schreien.

Ein anderer Freund hatte sich, nachdem der Missbrauch an ihm sein erwachsenes Gedächtnis okkupiert hatte, auf die Couch begeben. Das half ihm anschließend, mal mehr, mal weniger, sich bei Tiefständen zu bewähren. Ich jedoch gab mich der Arroganz (oder Ignoranz) hin, keine solche Kindheitsversehrte zu sein, Blödsinn, ich hatte es tatsächlich überaus gut gehabt. Und diesen unmöglichen Ausdruck »Scheidungswaise« schob ich mit Entrüstung weit weg von mir; man war ja noch lange keine »Scheidungswaise«, nur weil die Eltern geschieden waren!

Lange Rede, kurzer Sinn, meine seitenweisen Selbstzuschreibungen sollen lediglich eins bezwecken: Vor meiner Reise kam ich mir wie ein intakter Mensch vor. Höchstens als eine Person mit einigen wenigen, statistisch aber nicht signifikanten Verschleißerscheinungen des Kapitalismus. Als stabile Persönlichkeit, die nach LSD langte, ohne deswegen Anstalten zum Herumdoktern zu machen. (Sollten ruhig ein paar dieser Psychonauten von Nullkommanix-Psychotherapie quatschen!)

Ich machte mich dezidiert im Namen der Wissenschaft auf den Weg – damit eines Tages Kranke von einem State-of-the-Art-Medikament profitieren würden.

Und im Namen des Journalismus, selbstredend.

Womit wir zurück am Start sind. Oder wieder bei Cary Grant.

Bald nachdem ich mich mit der Theorie zu LSD zu beschäftigen beginne, stoße ich auf den Dokumentarfilm *Becoming Cary Grant* des Franzosen Mark Kidel, und erfahre, dass der Schauspieler ab Ende der Fünfzigerjahre in Kalifornien weit über sechzig Trips bei dem Radiologen Dr. Mortimer Hartman unternahm, oft mehrmals pro Monat.

Grant hatte es zuvor, außer mit Yoga, auch mit Hypnose und Mystizismus versucht; so wollte er seiner existentiellen Verunsicherung Herr werden. Bis zu ebenjenen LSD-Sitzungen, auf die ihn seine dritte Ehefrau Betsy Drake gebracht hatte: Sie animierte ihn, hinunterzusteigen, in die Labyrinthe seines Unterbewusstseins.

Rasch sprach sich diese spacige Therapie herum – und die freimütigen Interviews, die der damals 55-jährige Star über seine »Wiedergeburt« gab, taten ihr Übriges, LSD in Beverly Hills en vogue zu machen.

»Die ganze Traurigkeit und Eitelkeit war wie weggeblasen«, sagte Cary Grant dem *Look*-Magazin 1959, »mein Ich wurde abgestreift. Ohne Ich ist man ein besserer Schauspieler, weil man Wahrheit in sich trägt.« Nun erst, sagte er zu der Reporterin, dank des endlich gefundenen inneren Friedens, glaube er, wirklich lieben zu können.

Nach dem Interview meldeten sich bei Grants Psychiater etliche Kollegen, deren Patientinnen und Patienten um das vermeintliche Wunderelixier bettelten, weil sie ihre seelischen Nöte ebenfalls damit aufsprengen wollten.

Selbst zur Zeit seines größten Ruhms, gab Grant zu, hatte ihn seine Vergangenheit drangsaliert. Er habe nicht gewusst, wer er hinter der Maske des Hollywood-Stars wirklich war. Seine Identitätskrise fasste er in einem Satz zusammen, der seiner Tragik zum Trotz wie ein Bonmot klingt: »Jeder will Cary Grant sein. Auch ich will Cary Grant sein.«

Seine Ehen waren allesamt kaputt gegangen, seine vielen Affären hatten nicht glücklicher geendet, und so habe er sich damals gefragt, ob es nicht etwas gab, was seine traurige Kindheit wiedergutmache. Was sein Schlüsselerlebnis aus seiner Gegenwart tilgen könne.

1904 war er als Archibald Alec Leach im englischen Bristol geboren worden; seine Mutter wurde wegen psychischer Probleme in eine Heilanstalt eingewiesen, als er neun war. »Ich kam eines Tages von der Schule nach Hause, und sie war einfach weg. Meine Cousins erzählten mir, sie sei in einen Badeort gefahren«, erzählte Grant später. »Sie hinterließ eine Leere in meinem Leben, eine Stimmung tiefster Traurigkeit, die alles beeinflusste, was ich je tat. Ich hatte immer das Gefühl, meine Mutter hätte mich nicht akzeptiert.«

Cary Grant hat seine LSD-Erfahrungen wie seine Schlussfolgerungen daraus notiert; der Film zitiert aus seinen privaten Aufzeichnungen. Er erlebte »erschreckende und beglückende Visionen« – »eine intensive Mischung aus Liebe und Hass, ein Mosaik aus vergangenen Eindrücken, die sich immer neu zusammensetzen«. Unter LSD meinte er, eine Menge Erkenntnisblitze zu haben. »Eines Tages, als ich mich auf der Couch meines Analytikers wand, war es, als ginge in meinem Gehirn ein Licht an: Ich selbst muss die Kontrolle übernehmen. Ich erkannte plötzlich, welches Leid mir meine Mutter zugefügt hatte, und auch das Leid, das ich ihr zugefügt hatte.«

Er sah seinem Anteil an seiner Tristesse ins Gesicht: »Der erste Durchbruch kam, als ich erkannte, dass ich allein für die Wiederholung der immergleichen Irrtümer und Muster verantwortlich war.«

Obschon meine Trips kein Hollywood-Format hatten – und mein halbes Dutzend unter medizinischer Aufsicht nicht zu vergleichen ist mit seinen annähernd hundert – haben Grants Feststellungen für mich einen Wiedererkennungswert. Seit der LSD-Erfahrung kann ich nicht mehr durch mein bunteres Assoziationsgespinst flottieren, ohne vor mir selbst einen Offenbarungseid abzulegen: Die Reise in die eigene Geschichte zwingt mich durch ihre reichhaltigen Referenzen immer wieder, nach meinen Irrtümern und Mustern zu suchen. Danach, wie alles mit allem *vielleicht* zusammenhängen könnte.

Mir kam in den Sinn, wie der Sprachphilosoph Lars Gustafsson mir vor Jahren mal den Fakt auseinandergesetzt hatte, dass wir Menschen zum doppelten Selbstbetrug fähig sind: Der Säufer macht sich glauben, dass er mit dem Trinken jederzeit aufhören kann. Der Todkranke, dass er morgen wieder gesund ist. Wie aber ist es möglich, Betrüger und Betrogener in einer Person zu sein? Etwas zu wissen und gleichzeitig nicht zu wissen?

Es gibt in deutschen Gründerzeitvillen Entrees, die an zwei Seiten verspiegelt sind. Positioniert man sich in der Mitte, sieht man sich ins Unendliche vervielfacht, als eine Gestalt hinter der Gestalt hinter der Gestalt. Als Bild, das sich ewig fortsetzt.

Genauso verhalte es sich mit den konvergenten Reihen der Mathematik – und mit uns Menschen, hatte der schwedische Schriftsteller ausgeführt: »Was behaupte ich in meinem Essay ›Gegen Null‹? Dass wir keine Ahnung haben, wo wir uns befinden. Und keine Ahnung haben, wer wir sind.«

Damals veranschaulichte er es so: Faltet man ein Papier in der Mitte und schreibt in den Falz eine Null und rechts davon ganze positive Zahlen, +1, +2, +3 und so weiter, und auf der anderen Seite, links von der Null, negative, −1, −2, −3 …, dann entsteht ein Spiegel, in dem sich die eine Zahlenreihe komplett in sich selbst abbildet und beliebig weit fortsetzt.

Dann beschrieb Gustafsson das Arbeitszimmer von Oskar II., König von Schweden und Norwegen im 19. Jahrhundert, welches im Stockholmer Schloss zu besichtigen sei. Das Zimmer ist durch ein rotes Seil vom Rest des Raumes abgetrennt. Nun stellte er eine Analogie zwischen Mathematik und Philosophie her:

In der Mathematik kann man einen Begriff bis an seine äußerste Grenze dehnen. Das Zimmer Oskars II. führe an eine ebensolche Grenze – es ist ein Raum, der sich selbst abbildet. Dabei ist die Grenze, die zwischen dem Original des Zimmers und seiner musealen Kopie verläuft, fiktiv – sie ist das rote Seil. Oder anders, die Abweichung der Abbildung vom Abgebildeten ist minimal; sie geht gegen null. Plakativ gesagt: Null ist das rote Seil.

Das rote Seil zeigt dem Besucher, dass es nicht irgendein Zimmer ist, sondern das Abbild eines Raumes. Das Verhältnis zwischen Bild und Abbild kommt einer Identität unendlich nahe, aber es ist keine.

Was bedeutet das für unsere Identität?

Wir haben keine. Unser Ich, unser Bewusstsein von uns, ähnelt den Ringen, die sich bilden, sobald man einen Stein ins Wasser wirft. Wir sind ein Prozess, mehr nicht. Eine Fiktion.

Doch soll das ein Grund sein, das Fragen nach dem Identitätsmark, nach dem Kern des Bewusstseins, zu lassen? Muss man sich nicht, so wie Grant, so wie Gustafsson, so wie alle, die es umtreibt, immer wieder an die letzten Fragen herantrauen, und zwar aus so vielen Perspektiven, wie erlaubt sind?

Ein Lebewesen, das zu Selbstlügen in der Lage ist, ist schließlich auch in der Lage, Selbstgespräche zu führen. Kann sich Rechenschaft ablegen, über sein gelebtes Leben, genauso wie über sein »ungelebtes Leben«. Und hatte mir Gustafsson im selben Gespräch nicht ebenso logisch ausgeführt, dass »auch eine Illusion wahr sein kann«?

Wen wunderts da noch, dass sich die gigantische Erinnerungsmaschine LSD den Leuten als Illusions- und Desillusionierungsmaschine in einem entlarvt. Auf den Zeitreisen, die Trips darstellen, weil sie Vergangenheit, Gegenwart, Zukunft in eins zusammenschnellen lassen, wird zuvörderst die Frage nach der Wahrheit ausgehebelt: Was ist Erinnerung? Was an ihr ist wahr? Und welche Halluzination ist wahrer als sie?

Noch sind alle Fragen offen … Halten wir uns daher vorerst an diejenigen Gewissheiten, die wir schon haben.

Als Allererster geriet bekanntlich Albert Hofmann in diese Zeitmaschine – weil er sie mit seiner Hand in Gang gesetzt hatte. Der junge Chemiker synthetisiert 1938 in einem Labor des Basler Pharmakonzerns Sandoz zum ersten Mal Lysergsäurediethylamid-25. Bis dahin befasste er sich gern mit der Chemie der Tier- und Pflanzenwelt, darunter Fingerhut und Meerzwiebel; wegen seiner Arbeit mit Naturstoffen hatte er sich für Sandoz und gegen Angebote aus der chemischen Industrie entschieden. In seiner Autobiografie, *LSD – mein Sorgenkind*, die 1979 erschien, schreibt Hofmann, er sei Chemiker geworden, weil er »Einblick in den Bau und das Wesen der Materie gewinnen wollte«.

An jenem Tag erhofft er sich, über die Verbindung aus einem Spaltprodukt des Mutterkorns (Lysergsäure), zu einem Medikament zu gelangen, das auf dessen blutstillender Wirkung basiert. Mutterkorn wird durch einen niederen Pilz (*Claviceps purpurea*) erzeugt, der hauptsächlich auf Roggen, aber auch auf anderen Getreidearten und Wildgräsern wuchert.

Die Anziehungskraft, die das Mutterkorn auf Hofmann in seinen Anfängen ausübte, lässt sich heute noch aus seinem Buch herauslesen: »Kaum eine andere Droge hat eine so faszinierende Geschichte wie das Mutterkorn. In ihrem Verlauf hat sich seine Rolle und Bedeutung umgekehrt: Zuerst als Giftträger gefürchtet, wandelte es sich im Laufe der Zeit in eine reiche Fundgrube von wertvollen Heilmitteln.«

Medizinische Anwendung findet das Mutterkorn bereits seit dem 16. Jahrhundert als Wehenmittel. 1938, zum Zeitpunkt, an dem Hofmann mit 32 Jahren zum Vater von LSD wird, kommt es bei Geburten zum Einsatz, aber auch als Blutdruckstabilisator und zur Durchblutungsförderung im Alter. Vielleicht, so die Hoffnung hinter den damaligen Versuchsreihen bei Sandoz, würde man demnächst ein Kreislaufstimulans entwickeln können.

Was wusste man schon darüber? Beobachtet worden war die leichte Zersetzlichkeit der Substanz, weshalb Hofmann und seine Kollegen mit äußerster Sorgfalt vorgehen mussten. Im Labor waltete daher strengste Hygiene. Zudem hatte man eine sehr starke Wirkung auf die Gebärmutter festgestellt – aber auch, dass Versuchstiere nach einer Gabe nervös wurden. Danach schied es für längere Zeit als medizinisches Versuchspräparat bei Sandoz aus.

Spätere Tierversuche mit LSD ergaben ein differenzierteres Bild: Vor allem jene Tiere reagierten stärker mit spezifischen Verhaltensänderungen, die über höhere und höchste psychische und geistige Funktionen verfügen. Bei einer Katze etwa sträubt sich unter LSD das Fell, ihr Speichelfluss nimmt zu, sie starrt scheinbar ins Nichts – was darauf hindeute, so Hofmann, dass sie Halluzinationen habe.

Interessanter finde ich aber seine Feststellung, dass die psychedelisch animierte Katze das Mausen lässt – »nicht nur dies«, hält Hofmann in seiner Rückblende fest: »Sie fürchtet sich sogar vor der Maus.« Spinnen dagegen würden bei sehr niedrigen Dosierungen Netze weben, die regelmäßiger und exakter gesponnen seien als ihre gewöhnlichen. Bei höheren Dosen jedoch würden ihre Netze lückenhaft, rudimentär.

»Immer wird gesagt und geschrieben, LSD sei eine Zufallsentdeckung«, schreibt Hofmann, doch das sei nur halb richtig, »es wurde im Rahmen einer planmäßigen Forschung hergestellt, und erst später kam der Zufall ins Spiel«.

Dem Zufall ebnet der 37-Jährige höchstpersönlich den Weg, als er am 16. April 1943 ein weiteres Mal Lysergsäurediethylamid-25 produziert: »Eine merkwürdige Ahnung, dieser Stoff könnte noch andere als nur die bei der ersten Untersuchung festgestellten Wirkungsqualitäten besitzen, veranlasste mich, fünf Jahre nach der ersten Synthese LSD-25 nochmals herzustellen.«

Am Nachmittag dieses Freitags muss er seine Arbeit im Laboratorium abbrechen und nach Hause gehen, weil ihn »merkwürdige Unruhe, verbunden mit einem leichten Schwindelgefühl befallen« hat. Als er sich niederlegt, überkommen ihn »phantastische Bilder von außerordentlicher Plastizität und mit intensivem, kaleidoskopartigem Farbenspiel«.

Der Rausch weckt seinen Verdacht, dass trotz peinlich sauberen Arbeitens Partikel des Stoffes über seine Fingerkuppe in die Haut eingedrungen waren. Was im Klartext hieße, dass es sich bei LSD »um eine schon in kleinsten Spuren wirksame Substanz« handeln musste.

Von dem beruflichen Zwischenfall angespornt, beschließt er drei Tage später einen Selbstversuch; wegen der starken Ersteffekte startet er vorsichtshalber mit einer Kleinstmenge, mit 0,25 Milligramm beziehungsweise 250 Mikrogramm.

Was dann geschieht, ist heute Legende (eine mit Namen »Bicycle Day«). Hofmann, der seinen Selbstversuch vom 19. April 1943 protokollieren wird, kann mit Müh und Not nach Hause radeln.

»Alles in meinem Gesichtsfeld schwankte und war verzerrt wie in einem gekrümmten Spiegel. Auch hatte ich das Gefühl, nicht vom Fleck zu kommen. Indessen sagte mir später meine Assistentin, wir seien sehr schnell gefahren.«

Weil seine Frau mit den Kindern in Luzern ist, bittet er seine Assistentin, bei der Nachbarin ein Glas Milch für ihn zu besorgen und den Hausarzt anzurufen. So berauscht er sich fühlt, sein gesammeltes Chemikerwissen hat Hofmann nicht verlassen. In seinem chaotischen Gehirn ist nach wie vor die Information abrufbar, dass Milch bei unspezifischen Vergiftungen helfen kann.

Draußen vor der Tür liegt zu dieser Zeit Europa in Schutt und Asche. Die Grausamkeit des Kriegs hat die Welt zuschanden gemacht, und das humanistische

Menschenbild gleich mit. Selten zuvor in der Geschichte ist das Heil ganzer Völker so flächendeckend zunichte gewesen; sicherlich auch deshalb wird die Wissenschaft nach der hohen Potenz von LSD mit beiden Händen gegriffen haben.

Drei unter anderem damals in der Schweiz wirkende Psychiater haben bereits zu Beginn des Zwanzigsten Jahrhunderts Bahnbrechendes über den Menschen zutage befördert: Sigmund Freud, Eugen Bleuler und Carl Gustav Jung. Zwischen 1898 und 1927 leitete Bleuler die Psychiatrische Universitätsklinik Zürich (im Umgangsjargon der Zürcher »Burghölzli«); dort hat er sich insbesondere um die Erforschung der Schizophrenie verdient gemacht. Für ihn ist das Hauptkrankheitssymptom des schizophrenen Wahns die »Ambivalenz« (diesen Begriff schuf er wie den Begriff »Schizophrenie«, die bis dahin als »Dementia praecox« bekannt war).

Jung ist von 1900 bis 1909 einer von Bleulers Mitarbeitern. Und mit seinem Kollegen Freud steht der Burghölzli-Direktor in einem regen fachlichen Austausch über dessen neu begründete Psychoanalyse. Die drei einte, dass sie der vorherrschenden Gelehrtenmeinung den Rücken gekehrt hatten: die Seele oder der Geist sei vom Körper zu trennen – in der Seele sei etwas Göttliches und Ewiges zu sehen; dadurch unterscheide sie sich vom verdorbenen, verderblichen Fleisch des Leibes.

Bis heute gilt der Kreis am Zürcher Burghölzli als Avantgarde der Psychiatrie; sehr früh waren Bleuler und Jung zu Freuds Verbündeten geworden, die seine

Psychoanalyse-Theorien in ihre Klinikpraxis einführten.

Am Burghölzli bewegte sich damals einer der LSD-Pioniergeister, ein junger Arzt, Werner A. Stoll. Der Sohn von Arthur Stoll, Forschungsleiter bei Sandoz und Albert Hofmanns Vorgesetzter, erhält über seinen Vater Zugang zum Stoff und nimmt nur wenige Jahre nach Hofmanns Höllenritt auf dem Fahrrad selbst 60 Mikrogramm LSD ein.

In einem Wissenschaftsaufsatz vermerkt er 1947 »eine unglaubliche Fülle von optischen Halluzinationen«. Vor seinem inneren Auge habe er »ein Emporschießen, Kreisen, Strudeln, Sprühen, Regnen, Kreuzen und Umranken in ständigem jagendem Fluss« wahrgenommen.

Die sprachliche Unzulänglichkeit, die sich an seine veränderte Wahrnehmung knüpft, festigt beim jungen Stoll zusätzlich das Verlangen, sich in »diese fremdartige und fesselnde Welt zu vertiefen«.

Freuds 1899 publiziertes Buch *Die Traumdeutung* bildet das Grundlagenwerk zur Erforschung des Unbewussten. Für Freud waren die nächtlichen Träume der Königsweg zum Unterbewussten, so sehr er sich auch in der ärztlichen Zwickmühle wähnte, dass seine Patienten sich meist recht schlecht an ihr Kopfkino der Nacht erinnern konnten.

Ob früher oder später: Bislang hat niemand eine überzeugende Theorie zur Hand, wie das Gehirn ein Bewusstsein produziert. Falls es das überhaupt tut. Noch ist das nicht mehr als eine Hypothese, mit der die Seelenforscher arbeiten.

An dieser Stelle bin ich versucht, möglichst elegant zu bluffen (gelernt ist gelernt). Mein Wissen über das Ich, das Es, das Über-Ich ist nämlich ein oberflächliches – gerade mal so weit vorhanden, wie man als Mensch der westlichen Hemisphäre nun mal über Freuds Begriffe stolpert. Nie habe ich mich damit eingehender beschäftigt. Zum ersten Mal lese ich seine berühmte Schrift *Das Unbehagen in der Kultur* (1930) gegen Ende meiner Trips, wo mir sofort der Ausdruck »Ozeanisches Gefühl« ins Auge springt.

Wenn ich es richtig verstanden habe, dann benennt das »ozeanische Gefühl« jenes, das in der Psychedelika-Literatur dem des Einsfühlens mit dem Universum gleicht – und so wie es in Freuds Essay als Ursprung der Religiosität erscheint, so übersetzt es sich unter dem Einfluss von LSD in eine mystische, quasireligiöse Erfahrung: »ein Gefühl wie von etwas Unbegrenztem, Schrankenlosen, gleichsam ›Ozeanischem‹«.

Freud hält dies für eine Erwachsenen-Fantasie. Räumt aber ein, es könne sich dabei um ein emotionales Relikt der Kindheit handeln – aus jener Phase stammend, bevor der Säugling sich erstmals als getrennt von seiner Umwelt erfährt, als abgeschieden von der ihn bis dahin stillenden Mutterbrust.

Als ich mich bemühte, den Begriff intellektuell nachzuvollziehen, ist mein Nach*empfinden* vorausgeeilt – in einen ebensolchen Ozean fühlte ich mich von den hohen Dosierungen geworfen, und ich erinnerte mich bei der Lektüre noch bestens daran, wie verloren ich den grenzenlosen Horizont nach einem rettenden Ufer abgesucht hatte.

Und wie vergebens. Für Augenblicke sah ich keinen Ausweg mehr. Keinen einzigen Weg, der noch irgendwohin wies, kein Ort, nirgends. Mein Ich und die Außenwelt waren für mich nicht mehr voneinander unterscheidbar.

So eingängig mir Freuds Abhandlung nach meinem LSD-Erlebnis deswegen auch erschien, ich wäre nicht im Traum darauf gekommen, dass er selbst mit Drogen hantierte. Als junger Mann setzte er sich Ende des Neunzehnten Jahrhunderts, in einer persönlichen Krise nach dem Tod seines Vaters, mit Kokain auseinander.

Er probiert Kokain als Katalysator der Schaffenskraft aus und schreibt anschließend ein ganzes Buch darüber. (In seinen *Schriften über Kokain* heißt es: »Ich habe diese gegen Hunger, Schlaf und Ermüdung schützende und zur geistigen Arbeit stählende Wirkung der Coca etwa ein Dutzend Mal an mir selbst erprobt; zur physischen Arbeitsleistung hatte ich keine Gelegenheit.«)

Kokain gehört nicht zur Substanzklasse der Psychedelika wie LSD und Meskalin (es wurde in den USA nach LSD 1970 zusammen mit Psilocybin verboten). Und Meskalin geht LSD in der psychiatrischen Frühgeschichte sogar noch voran: Der Berliner Toxikologe Louis Lewin brachte die »mexikanische Zauberpflanze«, den Peyote-Kaktus – *Lophophora williamsii* – 1887 von seinen Reisen durch Mittelamerika mit. Als Pharmakologe versuchte er zunächst, dessen Gift zu erfassen, und machte damit den Auftakt zu all jenen Untersuchungen, welche die verschiedenen wissenschaftlichen

Disziplinen bis in unsere Zeit hinein weiter dazu ermächtigen sollten, weit über den eigenen Tellerrand hinauszublicken.

Seit Menschengedenken strawanzen Mystiker, Philosophen und Künstler – ja, jeder Einzelne von uns, immer wieder – um die Frage, was das Ich ausmacht: was das menschliche Bewusstsein ist und wo seine Grenzen verlaufen. Die Psychiater haben die Erkundung um den Betrachtungswinkel der Pathologie ergänzt: Was ist das Ich, wenn es so leicht zerbirst? Und was lässt es zerbersten?

Allerdings steht die Psychiatrie als Wissenschaft vor dem gesonderten Problem, wie ihre Erkenntnisse über den menschlichen Geist objektivierbar werden: Der Geist, der sich beobachtet, ist ja derselbe Geist, der Rückschlüsse aus der Beobachtung zieht.

Kein Wunder, dass sie den Möglichkeitsraum, der sich aus den Neurowissenschaften und ihren modernen Methoden zunehmend ergibt, dankbar annimmt: In der Blütezeit der Psychoanalyse verschafft man sich ausserdem mehr und mehr Überblick über die körpereigenen Zauberstoffe – die Hormone. 1948, rund vier Jahre, nachdem Hofmann den weltweit ersten LSD-Trip erlebte, wird erstmals die Existenz von Serotonin in einem Säugergehirn nachgewiesen – von der bis dahin gänzlich unbekannten jungen amerikanischen Biochemikerin Betty Twarog (weshalb sie ihren Sensationsfund erst zwei Jahre später wissenschaftlich publizieren durfte).

Jener natürliche Botenstoff, der vom LSD seiner ähnlichen Struktur wegen ausgebootet werden kann.

An seiner statt vermag sich das LSD-Molekül an den 5-HT_{2A}-Rezeptor zu heften, wodurch die Informationsweitergabe bestimmter Nervenzellen im Gehirn gehemmt wird.

Lysergsäurediethylamid wird 1949 unter dem Handelsnamen »Delysid« von Sandoz auf den Markt gebracht und in den darauffolgenden Jahren an Psychiater vergeben, was eine Forschungswelle auslöst (gefolgt von einer ersten Artikel-Welle in den Publikumszeitschriften). Auf dem Beipackzettel des Herstellers ist für die Anwendung des LSD-Präparats unter »medizinischer Indikation« vermerkt: »(a) In der analytischen Psychotherapie zur Förderung seelischer Entspannung durch Freisetzung verdrängten Materials. (b) Experimentelle Studien über das Wesen der Psychose: Indem der Psychiater selbst Delysid einnimmt, wird er in die Lage versetzt, eine Einsicht in die Welt der Ideen und Wahrnehmungen psychiatrischer Patienten zu gewinnen.«

Damit ist der erste Siegeszug der LSD-Forschung nicht mehr aufzuhalten; die (psycho)pharmakologische Forschung zu LSD führte in den Fünfzigern und Sechzigern zu weit mehr als tausend wissenschaftlichen Publikationen. Die legen ihr Augenmerk zum Beispiel auf die Erzeugung »experimenteller Psychosen« durch Eingriff ins Neurotransmittersystem oder wenden LSD in psychotherapeutischen Sitzungen an, um herauszufinden, wie man Suchtkranke, Manisch-Depressive, pathologisch Ängstliche unterstützen könnte. Freigebig verteilt das Basler Pharmaunternehmen sein neues Medikament gratis an die Teams in den internationalen

Wissenschaftszentren, damit die volle Bandbreite seines Wirkungsspektrums in der Praxis erforscht wird.

Psychoanalytiker wie Stanislav Grof beginnen daraufhin, LSD einzusetzen, um verdrängte Kindheitstraumata ihrer Patienten aufzuspüren und sie ihre Geburt ein zweites Mal erleben zu lassen. (Oftmals im Zuge von *learning by doing*; viele Forscherinnen und Forscher tasten sich vor, indem sie es zunächst selbst einnehmen.)

Von Grof stammt der Satz: »Was das Mikroskop für die Biologie ist oder das Teleskop für die Astronomie, das ist LSD für die Bewusstseinsforschung.«

Worauf Künstlerinnen wie Anaïs Nin und Bridget Riley und Künstler wie Jack Nicholson, Stanley Kubrick, Arthur Koestler, Ken Kesey, Allen Ginsberg – sowie eine raue Menge Lebenskünstlerinnen und -künstler – anfingen, Trips wie Bonbons zu naschen, angestachelt von ihren ganz privaten Interessen.

Warum spricht man vom »ersten Siegeszug«? Weil wir uns heute schon in der vierten Welle psycholytischer Forschung befinden; die erste Welle liegt nicht bloß Jahrhunderte, sondern Jahrtausende zurück: beim schamanischen und religiösen Gebrauch psychoaktiver Substanzen von indigenen Völkern. Während der Peyote-Kaktus seit 5700 Jahren den Indigenen Mexikos als heiliges Gut für Rituale gilt, reichte man im antiken Griechenland in Initiations- und Weiheriten, den »eleusinischen Mysterien«, ein Getränk, das allem Anschein nach Mutterkorn enthalten hat.

In Süd- und Mittelamerika gelten Pilze als »Fleisch der Götter«, aber jede Weltgegend hat ihren eigenen

Pilz: In der nordischen Mythologie reitet Odin, der Gott der Ekstase und Weisheit, zur Jagd – dort, wo das Blut und der Speichel seines Pferds auf den Boden tropft, werden neun Monate danach, zur Tagundnachtgleiche, rotweiße Fliegenpilze sprießen. Isst man sie, kann man mit Odin in Berührung treten.

Ayahuasca, das in den letzten Jahren in westlichen Großstadtkreisen populär geworden ist, wird traditionell von den Schamanen des Amazonasgebiets getrunken: Für sie ist es die »Liane der Seele«, an der sie sich in ihr Unterbewusstsein abseilen.

Den religiösen Praktiken gemein ist eines: Das »Sakrament« wird strengstens reguliert, ausschließlich von den Erfahrensten verteilt, und nur zu besonderen Anlässen. Denn in den Naturreligionen weiß man bestens darüber Bescheid, wie mächtig diese Substanzen wirken – im Guten wie im Schlechten.

Womit wir bei ihrem Bonus *und* Malus angelangt sind – und warum Hofmann eines Tages davon sprechen wird, dass aus seinem »Wunderkind« LSD sein »Sorgenkind« geworden ist.

Die Industrienationen kriegen zwar mit Hunderten Jahren Verspätung Wind von den uralten psychedelischen Bräuchen, aber in puncto Wissensstand können sie gar nicht so schnell aufholen, wie die Riten von den Unkundigen im Westen bereits imitiert werden.

Es dauert nicht lang, bis sich Albert Hofmanns Erfindung aus den Laboratorien stiehlt und unters Volk mischt. Als LSD Ende der Sechzigerjahre in die Hände von Laien gerät, markiert dies das Ende vom Anfang.

Timothy Leary – von 1959 bis 1963 Dozent für Psychologie in Harvard – liest 1960 in einem US-Magazin wie Tausende andere von Grants »Erleuchtung« dank LSD und tritt danach mit ihm in Korrespondenz. Noch im selben Jahr beginnt er mit psychedelischen Substanzen zu experimentieren, zunächst mit Psilocybin, dem Wirkstoff in *Magic Mushrooms*, sogenannten »Zauberpilzen«.

1960 ruft er an der Universität das »Harvard Psilocybin Project« ins Leben, doch seine Forschungsmethoden entsprechen nicht den wissenschaftlichen Standards: Forschende wie Probanden gehen gemeinsam auf Trip, ihre Umtriebe arten mehr und mehr aus zu Partyorgien, die jeden Studiennutzen fraglich erscheinen lassen.

Negative Begleiterscheinungen von Trips unterschlägt Leary kurzerhand. Zunehmend verirrt er sich in seiner Euphorie für psychedelische Drogen: Er will nicht Opium fürs Volk, sondern LSD fürs Volk. So meint er, die Welt zu einem besseren, friedlicheren Ort zu machen; er träumt vom neuen Menschen.

Daher plant er, es in hohen Dosen an gesamte Bevölkerungsstriche zu verteilen: Psychedelika hält er für die geeignete Rosskur einer aus dem Ruder laufenden materialistischen, konsumverherrlichenden Gesellschaft. Scheinbar wahllos ködert er damit jeden, der darauf anspringen möchte (als suspekte Figur, als moderner Rattenfänger von Hameln, taucht Leary in T. C. Boyles Roman *Das Licht* auf).

Im wahren Leben büßt Leary durch seine missionarischen Auftritte sein hohes wissenschaftliches Ansehen ein; zuerst bezahlt er dafür mit seinem Harvardposten.

Er endet aber nicht nur außerhalb jeglicher universitären Ordnung, schließlich sogar im Knast.

Leary hat sich an die Spitze des amerikanischen Antiestablisment gesetzt; seine Parole, aus der Gesellschaft auszubrechen, brüllt er laut ins Land hinein: »Turn on, tune in, drop out!« Bald ist er zur Ikone der Hippie-Bewegung geworden, die *trippy* gegen den Vietnamkrieg auf die Straße zieht. Viele junge Männer verweigern sich dem Kriegsbefehl. Denn so wie LSD die Hierarchien im Hirn auf den Kopf stellt, so ficht es die Rangordnungen eines Systems an, das die Kids 1968 krank dünkt.

Ganz im Tenor von Learys Drohung: »Die Jugendlichen, die LSD nehmen, führen nicht eure Kriege, sie treten nicht in eure Unternehmen ein.«

Die kritische Masse, überschlägt er rechnerisch, liege bei vier Millionen Amerikanern – bei vier Millionen US-Bürgern auf *Acid* würden die Verhältnisse kippen.

Die Reaktion der damaligen US-Regierung lässt nicht lange auf sich warten: LSD wird als Droge der übelsten Sorte verurteilt, die eine gesamte Generation rebellisch gemacht hätte – und Präsident Richard Nixon erklärt Timothy Leary, den Anführer der Hippies, öffentlich »zum gefährlichsten Mann Amerikas«.

Der Konsum von Psychedelika als politisches Statement gegen die Kriegsdoktrin: 1971 blies Nixon mit seinem »War on Drugs« zum Gegenangriff. Mit seiner Kampagne gegen die LSD-Gefolgschaft ist er höchst erfolgreich; bis heute ist der Krieg nicht vorbei – nirgends auf der Welt. Und die USA gaben gleichfalls den

Ausschlag dafür, dass es überall – weltweit! – spätestens seit Beginn der Siebzigerjahre verboten ist.

Nixons Chefberater gibt später in einem Interview zu, worum es dem Weißen Haus in Wahrheit ging: Die Regierung hätte damals zwei Feinde gehabt, »die linke Antikriegsbewegung und die Schwarzen«, sagte John Ehrlichman. »Wir wussten, dass wir keine gesetzliche Grundlage hatten, gegen sie vorzugehen, aber indem wir die Öffentlichkeit dazu brachten, die Hippies mit Marihuana und die Schwarzen mit Heroin in Verbindung zu bringen, und dann beides stark kriminalisierten, konnten wir diese Milieus zerschlagen. Wir konnten ihre Anführer verhaften, ihre Häuser durchsuchen, ihre Treffen auflösen und sie Abend für Abend in den Nachrichten verunglimpfen. Wussten wir, dass wir logen, was die Drogen anging? Natürlich wussten wir das.«

Historisch gesehen, befremdet mich an der LSD-Geschichte, wie unheimlich geschickt die Politik ihr eigenes »Narrativ« aufgefahren hat – und wie weit sie mit Lügen gekommen ist.

Noch während die Flower-Power-Bewegung LSD als himmlische Kraftquelle preist, testet der Psychiater John S. Ketchum es im Auftrag der Army-Oberen als chemischen Kampfstoff: LSD soll in einer »Cloud of Confusion«, als Wolke der Verwirrung, die militärischen Feinde der USA kriegsunfähig machen.

Die CIA ersinnt während des Kalten Kriegs zudem das Projekt »MK-Ultra«: Tausenden Testpersonen, darunter viele Krankenhauspatienten und Gefängnisinsassen, wird in verbrecherischen Menschenversuchen

LSD – oft ohne deren Wissen – verabreicht. Im Idealfall, so der Plan, eigne es sich als Instrument zur Gedankenkontrolle: als *mind control program*, mit dem man fremdes Denken und Verhalten gezielt zu seinen Zwecken steuern könne.

Das Ziel der US-Militärs ist es, LSD als »Wahrheitsserum« zu missbrauchen – es soll ihnen in Verhören helfen, Informationen aus Sowjetspionen herauszupressen, aber auch ihre aus koreanischer Kriegsgefangenschaft heimkehrenden Soldaten so sehr in die Zange zu nehmen, dass sie gestehen, in Korea amerikanisches Geheimwissen verraten zu haben. Hohen Politikern des gegnerischen Lagers will man mit LSD den Verstand ausknipsen, etwa indem man es Fidel Castros Zigarren beimengt.

Aber auch in der Sowjetunion und der DDR denken der KGB & Co. daran, LSD dem Trinkwasser von Städten zuzusetzen und dadurch in einem Rutsch Hunderttausende auszuschalten. Sie errechnen (in ihrer eigenen mathematischen Gleichung), dass zehn Kilogramm genügen würden, um die gesamte Bevölkerung der USA auf die Reise zu schicken.

Alles nur, damit deren Systeme beziehungsweise Gehirne Kabolz schlügen.

In einer Ausgabe des *Spiegel*, der am Tag meiner Geburt 1966 erschien, finde ich einen sehr lustigen Artikel über die »Bewegung der ›Säureköpfe‹, wie die LSD-Schlucker im Jargon der US-Studenten genannt werden« – diese habe »auf europäische Beat- und Gammlerzentren« übergegriffen. Der Artikel amüsiert sich über jene »Säureköpfe«, die meinen, die »Blauen

Götter« gesehen zu haben und plakatiert ihre Einbildungen mit frivolen Beispielen: »Einer fühlte sich in einen Gott verwandelt, ein anderer in eine Orange … Wieder ein anderer wähnte, er sei zusammengeschrumpft; tagelang blieb der eingebildete Zwerg verstört.«

Ausführlich ist darin von den desaströsen Folgen eines LSD-Highs die Rede, das sich »bei der Internationale der Beatniks« wie ein Fegefeuer über die Großstädte ausbreite: »Manche vermeinten, gewichts- und körperlos zu sein und sprangen aus dem Fenster. Andere verspürten Mordlust, oder sie sanken in panischen Schrecken und versuchten, Selbstmord zu verüben.«

Längst seien die Liebesperlen ähnelnden Dragees nicht nur auf dem Campus von US-Universitäten für jedermann käuflich zu erwerben, schreibt das Blatt – weil Amateurchemiker sie in ungeheurer Zahl und preiswert für den Schwarzmarkt herstellen würden. Für wenige D-Mark könne man sie mittlerweile ebenso »in Paris unter den Seine-Brücken, in den Gammler-Cafés von London und Stockholm und neuerdings auch in den Twen-Treffs Eden Saloon und Old Vienna in Berlin« kaufen.

Der Text schließt mit dem Warnhinweis eines prominenten Psychiaters: »Manche bleiben drüben.« Oder wie der *Spiegel* es an einem tragischen Exempel gesondert ausmalt – »einem französischen Studenten widerfuhr die Heimsuchung noch unverhoffter: Sechs sinnenklare Monate waren seit seinem letzten ›trip‹ vergangen. Dann sank er – ohne erkennbaren Anlass –

wieder in den Wahn zurück. Und seither hält das Gaukelspiel phantastischer Visionen ihn gefangen.«

Der unkontrollierbare *bad trip* – wodurch man für immer auf der anderen Seite der Wirklichkeit hängenbleiben könne – pflanzt sich als gruselige Sage fort, die das anständige Bürgertum im Westen das Fürchten lehrt. Und sie beherrscht noch heute die Hinterköpfe, sobald die Rede auf LSD kommt.

Der »Summer of Love« zählt mittlerweile zu den großen Mythen der Gegenwart, den ich in meiner Fantasie mit deutscher Prilblumen-Romantik zum Blumenkinder-Idyll verflocht, bis mich Michael Pollans *How To Change Your Mind* über dessen schweres Vermächtnis aufklärt. Insbesondere über das folgenschwere Erbe für die Forschung: Denn der Rattenschwanz des LSD-Mythos – samt seiner »Untermythen« von freier Liebe, Trips voller Paranoia und reihenweise Suiziden im Überschwang eines Rausches – hat mehreren Jahrzehnten komplexer Forschungsarbeit ein jähes Ende bereitet. Bedeutete das Aus für jede einzelne Studie zur Wirksamkeit von LSD als Medikament, unabhängig davon, wie vielversprechend sie bis dahin, unter anderem gegen Alkoholismus, Nikotinsucht oder Zwangsneurosen, durchgeführt worden war.

Danach: an die vierzig Jahre lang nichts. Jeder Wissenschaftler, der nicht als unseriös abgestempelt werden wollte, ließ die Finger davon. Die Politik hatte es geschafft, den Leuten allerorts einzuhämmern, dass LSD das Böse schlechthin aus dem Menschen heraushole. Und damit verhindert, dass noch irgendein Akademiker auch nur versuchen wollte, den rationalen Gegenbeweis anzutreten. Doch selbst wenn sie gewollt hätten – ab sofort war jegliche Forschung streng verboten.

Ich kannte durchaus die Fotos vom kollektiven Abtauchen der Achtundsechziger in kindisch fröhlicher Wollust, so wie deren künstlerische Auswüchse, Schlachtlieder wie die Beatles-Songs *Lucy in the Sky with Diamonds* und *Tomorrow Never Knows* oder Carlos Santanas Woodstock-Song *Bad Trip*. Auch den psychedelischen Sound von The Grateful Death oder Jefferson Airplane und die regenbogenbunte, verschlungene Op-Art von Victor Vasarely sowie Robert Crumbs Comics dieser Zeit.

Was ich nicht wusste: wer schon alles auf einen Trip gegangen war und zu welch unterschiedlichen Zwecken. Im Internet zirkulierte, x-fach wiederholt, sogar die Behauptung, für Francis Crick, der 1962 zusammen mit James Watson den Medizin-Nobelpreis für die Entdeckung der DNA-Struktur erhielt, habe die Doppelhelix bloß mittels LSD Gestalt angenommen.

Keine Ahnung, ob diese Information den Faktencheck bestünde; massiv ragt jedenfalls der Berg Literatur auf: das Genre »Psychedelika-Belletristik«. Gefüttert von namhaften Schriftstellerinnen und Schriftstellern. Allen voran Aldous Huxley mit *Pforten der Wahrnehmung* (1954), welches er allerdings nach einem Meskalin-, nicht LSD-Trip schrieb. (Huxley schied 1963, nachdem er an Krebs erkrankt war, mit LSD als Reisegefährten aus dem Leben; Pharmakologen wie Sidney Cohen hatten es vorher bereits an Todkranken getestet, um die Erfahrung des Sterbens durch »Selbsttranszendenz« zu verändern. Für Huxley scheint es tatsächlich aufgegangen zu sein: Dem LSD verdankte er laut seiner Frau, die ihm die LSD-Spritzen am Sterbebett selber injizierte, »the most beautiful death«.)

Unsere Popkultur ist voller LSD-Referenzen, die mitunter so chiffriert sind, dass es mir schwerfällt, dem hoch subjektiven künstlerischen Ausdruck zu folgen. William S. Burroughs und Hunter S. Thompson haben ihre psychedelischen Erfahrungen in rauschhaften Werken verarbeitet. Auch der Philosoph Ernst Jünger dokumentierte seine LSD-Reisen, die er zum Teil gemeinsam mit Albert Hofmann unternahm.

Zu Hause habe ich ein dickes Lesebuch liegen, das 1969 von Rolf Dieter Brinkmann und Ralf Rainer Rygulla im März Verlag herausgegeben wurde: *Acid* ist ein Zitat von The Doors vorangestellt – »Before I sink/ Into the big sleep/I want to hear/The scream/Of the butterfly«. Es findet sich ein Haufen Texte und Zeichnungen darin, deren sexuelle Anzüglichkeit mich mit den Ohren schlackern (und uns heute insgesamt ziemlich verklemmt aussehen) lässt.

Im Nachwort schreiben die Herausgeber, die Anthologie versammle amerikanische Literatur, um ein »Gesamtklima vorzustellen, das sich seit dem Auftreten der Beat Generation Mitte der Fünfzigerjahre andeutete und von der nachfolgenden jüngeren Generation aufgegriffen, modifiziert und weiterentwickelt worden ist«. Zu einer Kunst, *psychedelic art*, die Unerhörtes hervorgebracht hat – im Bestreben, sich bürgerlichen Konventionen und Manipulationen zu widersetzen.

Das Buch *Acid* ist eine Quelle, die mir zugleich miterzählt, wie das aufgeklärte Milieu in Deutschland zu der Zeit dachte. Und wenn ich mich auch vor nachträglichen Verallgemeinerungen hüten möchte, scheint es mir doch zu bestätigen, was mir ein Freund über den deutschen Achtundsechziger-Geist aus eigener Anschauung berichtete: dass LSD in der aufgewühlten Jugendszene deutscher Städte viel eher als amerikanisches Pop-Beiprodukt begriffen wurde. Es für sie als damals frisch politisierte Halbwüchsige – anders als in San Franciscos Hippiekolonie von Haight Ashbury – keine politischen Botschaften aussandte.

Das deutsche Werk *Acid* schließt daher mit der Erkenntnis, Politik sei nicht das maßgebliche Thema »für die Ausprägung und Einübung der neuen Sensibilität«. Zum Beweis wird Eldridge Cleaver zitiert, der Wortführer der *Black Panther*, der gesagt habe, die Chance für die »Lösung des Rassenproblems« liege in der »Aktivierung neuer Verhaltensweisen«, wie sie sich »zu einem großen Teil bei den amerikanischen Jugendlichen andeute«. Die Herausgeber enden mit einem Satz von Roland Barthes, den sie der Deutlichkeit zuliebe in Großbuchstaben drucken: »IM GEGENWÄRTIGEN GESCHICHTLICHEN ZUSTAND KANN POLITISCHE SCHRIFTSTELLEREI NUR EIN POLIZEI-UNIVERSUM BESTÄTIGEN.«

So viel zur deutschen Vergangenheit. Die deutsche Gegenwart kriege ich seit zwanzig Jahren nur mehr aus der Außenperspektive mit, weil ich 2002 nach Zürich gezogen bin. Womit sich mein Eindruck während meiner Rechercheanfänge erklärt: Umso mehr ich über Anfang und (rasches) Ende der LSD-Forschung erfahre, desto mehr bekomme ich das Gefühl, genau am richtigen Ort zu sein. Mein »Standortvorteil«: in der Schweiz zu leben, einem Land mit einer außergewöhnlich liberalen Drogentradition.

Offensichtlich sitze ich nämlich – welch Zeichen der Vorsehung! – am Ursprung. Gleich um die Ecke arbeiten zwei Männer, die nach dem Verbot von LSD die Forschung als Erste fortsetzen. Wenige Tramstationen entfernt, am Burghölzli, forscht Franz X. Vollenweider mit seinem Team. Und eine Zugstunde von Zürich aus praktiziert jener Arzt, der weltweit als Erster die Erlaubnis für »psycholytische Therapie« von den Behörden erhalten hat.

Peter Gasser führt seine Praxis für Psychiatrie und Psychotherapie in Solothurn – ihn bitte ich zuallererst um ein Gespräch. Dabei unterläuft mir ein blamabler Anfängerfehler: Als ich Gasser anschreibe, verpacke ich in der E-Mail unbeholfen meinen Wunsch, selbst einen »kleinen« Selbstversuch mit LSD zu machen: ob er mir, selbstverständlich nur für den journalistischen Mehrwert, ein einmaliges Microdosing unter seiner Begleitung ermöglichen würde?

Der Psychiater antwortet, ich könne gern mit ihm reden, Microdosing aber lehne er ab: Auch das sei illegal – er müsse für jeden Patienten, den er psycholytisch behandle, ein aufwendiges Dossier erstellen und mit seinem Antrag beim Schweizer Bundesamt für Gesundheit einreichen. Überdies diene das Microdosing keinem »medizinischen Zweck«, sondern werde vor allem als »unterschwellige Dosierung ohne merkbare LSD-spezifische Psychoaktivierung« von gesunden Menschen »zwecks Leistungs- oder Kreativitätssteigerung« eingesetzt.

Der Microdosing-Trend aus dem Silicon Valley ist da schon in aller Munde; in den USA haben die Tech-Nerds angefangen, mit Minimengen LSD (Dosierungen unter zehn Mikrogramm) ihre Fantasie im Arbeitsalltag zu maximieren: ihren Output mit kleinstem Input zu steigern.

Denen sitzt anscheinend die Ambivalenz von LSD (und seines Mythos) auf eigene Art im Nacken. Apple-Gründer Steve Jobs hatte öffentlich mit seinen (hochdosierten) Trips angegeben: »Taking LSD was a profound experience, one of the most important things in my life.« Um hinterher über seinen verzagten großen Konkurrenten Bill Gates zu spotten, weil der nie auf den Trip ging.

Die US-Autorin Ayelet Waldman schrieb 2018 ein Vierhundert-Seiten-Buch – *Ein richtig guter Tag* – über ihren unerlaubten vierwöchigen Microdosing-Versuch in eigener Regie (mithilfe von Anleitungen aus dem Internet): einen Monat lang, mit dem Abstand von je drei Tagen, LSD in kleinsten Mengen zu nehmen. Sie wollte, nachdem sie vorher an Pharmakologischem alles ausgereizt hatte, was legal zur Verfügung stand, endlich ihre drastischen semipathologischen Stimmungsschwankungen von Jahrzehnten loswerden.

Der Untertitel fasst ihr subjektives Befinden danach jubelnd zusammen: *Wie Microdosing meine Stimmung, meine Ehe und mein Leben rettete.*

Als ich Peter Gasser in seiner Praxis besuche, spreche ich das Thema Microdosing vorsorglich nicht noch mal an. Ich schäme mich, vor lauter Egozentrik die entscheidende Rolle, die LSD für das Leben von kranken Menschen spielen könnte, aus den Augen verloren zu haben. Bin erleichtert, als mir in Solothurn die Tür von einem Mann geöffnet wird, mit einem an Freundlichkeit schwer zu überbietenden Gesicht.

Über Stunden ist Gasser von da an bereit, mich an seinem reichen Erfahrungsschatz teilhaben zu lassen, und damit auch meinen Ich-Nebel wieder aufzuklaren.

Gasser hat Albert Hofmann Mitte der Nullerjahre sogar noch einige Male getroffen, als der bereits seinen hundertsten Geburtstag hinter sich hatte – der Vater des Psychopharmakons ist bei ihrer Begegnung weit doppelt so alt wie der Psychiater. Was den nachhaltigen Eindruck angeht, den die hoch potente Wirkung von LSD bei ihnen hinterlassen hat, sind die zwei aber auf einer Höhe.

Als Wissenschaftler belastet beide der LSD-Missbrauch der jüngeren Vergangenheit erheblich – wie es Hofmann in seinen Erinnerungen formuliert hat: »Die bisherige Geschichte von LSD zeigt zur Genüge, was für katastrophale Folgen es haben kann, wenn seine Tiefenwirkung verkannt wird und wenn man diesen Wirkstoff mit einem Genussmittel verwechselt.«

Daher sind sie sich zutiefst einig, dass behutsame innere und äußere Vorbereitungen nötig sind, damit das visionäre Erleben zu einem sinnvollen Ergebnis reifen kann. Keiner von beiden will die alte Hoffnung, dass sich LSD in ein Wunderkind der Therapie zurückverwandeln kann, vorschnell fahrenlassen.

Psychiater Gasser weigert sich insbesondere deswegen, von der großen Option abzulassen, weil er längst zum überzeugten Praktiker geworden ist. Mittels einer

Sonderbewilligung für sogenannten *Compassionate Use* hat er den Stoff früh bei seinen Patienten anwenden dürfen; schon 1986 öffnete sich ihm dafür ein kurzes Zeitfenster.

Doch auch ein persönlicher Trip Ende der Achtzigerjahre demonstrierte ihm dessen enormes Potenzial als Katalysator für Psychotherapien. Schon deswegen, erzählt er, weil er am eigenen Leib erlebte, dass »Emotionen etwas Körperlich-Sinnlich-Wahrnehmbares« seien: Er geht so weit zu sagen, dass ihm LSD Empathie für seine Patienten beigebracht habe.

Umso mehr missfällt ihm, dass der amerikanische »War on Drugs« die Substanz derart effektvoll zum Hauptfeind erklärt hat: »Man hat das Kind mit dem Bade ausgeschüttet, indem man vor fast fünfzig Jahren LSD als Medikament verbot, ohne hinreichende Begründung.«

Darum schätzt er sich als Arzt glücklich, dass das Schweizer Bundesamt für Gesundheit und Swissmedic ihm 2017 (nach einer kleinen klinischen Studie 2008) einen zweiten Lauf – eine Vierjahresstudie in Zusammenarbeit mit dem Universitätsspital Basel – genehmigt hat: Seitdem darf er, wenngleich nach einem zeitraubenden Verfahren, seinen ausgewählten Angstpatienten über zwei Halbjahre hinweg und nach vielen therapeutischen Vorgesprächen LSD verabreichen.

Während der sechzehnstündigen Trips in seiner Praxis betreut er sie; anschließend wertet er die Erfahrung mit seinen Patienten aus – diese wird »integriert«, wie er es nennt: nutzbar gemacht fürs alltägliche Leben.

Gassers Patienten fallen in zwei Untergruppen. Die

einen sind sterbenskrank und sollen sich mithilfe von LSD einen leichteren Umgang mit ihrer Angst vor dem nahenden Tod aneignen; die anderen leiden unter »psychischen Angsterkrankungen«. Bereits die bisherigen Ergebnisse (deren Publikation noch für 2022 geplant ist) lassen das Weiterforschen allemal lohnend wirken. Ein Patient von ihm starb im Frieden mit sich und seiner Krankheit, nachdem er die LSD-typische Ichlosigkeit erfahren hatte.

Diese »Selbsttranszendenz«, die durch LSD fühlbar wird – das Loslassen des eigenen Egos und die Verwandlung seiner selbst in eine andere Daseinsform – kann einem die Angst vor dem Verfall des irdischen Körpers nehmen. Die Formen aber, wie das vonstattengeht, können sehr unterschiedlich aussehen, sagt Gasser: Ein Patient mit Parkinson erwartete sich eine Begegnung mit seiner Krankheit – und begegnete auf dem Trip stattdessen seinem vor Jahrzehnten verstorbenen Vater. Der schien ihm aus einer anderen Sphäre stumm zuzuwinken, was der Sohn im Nachhinein für sich als eine Art väterlichen Willkommensgruß im Reich der Toten auslegte.

LSD bleibt durch und durch unberechenbar, man kann die Qualität eines Trips keineswegs vorhersagen. Trotzdem sei es ein fantastisches Medikament, ohne Nebenwirkungen, sagt Gasser, und ohne die Gefahr, physisch oder psychisch abhängig zu werden. Man könne es praktisch nicht überdosieren, die letale Dosis für den Menschen liege ungeheuer hoch – erst das Tausendfache einer wirksamen Dosierung würde uns umbringen.

In seine Stimme schleicht sich der Ton eines Fans. Aber er verliert sich, wieder ganz Mediziner, nicht im Schwärmen: Verharmlosen dürfe man das Risiko, dass es eine schwere Psychose wie etwa die Schizophrenie auslösen könne, keinesfalls. Obschon, schränkt er gleich darauf ein, Menschen mit dieser Veranlagung nicht mehr als ein Prozent der Bevölkerung ausmachen würden. Sonst würden von den schätzungsweise zehntausend bis dreißigtausend Schweizerinnen und Schweizern, die sich jeden Monat auf Partys und in Clubs Blotter-Papierchen auf der Zunge zergehen lassen, weitaus mehr gesundheitliche Schäden davontragen (was sicher kaum anders ist in der Szene der deutschen Nachteulen). Und diese Zahl würde sich in der Krankenhausstatistik entsprechend niederschlagen.

Einen *Flashback* habe nur eine Patientin von ihm gehabt, in der Woche nach ihrem Trip, im Schwimmbad: Noch einmal sah sie die Wände sich ihr entgegenneigen, als sie ihre Bahnen schwamm.

Nichtsdestotrotz seien die Erzählungen von *Flashbacks*, von Horrortrips, von Anfällen schwerer und anhaltender Paranoia, bis heute ungemein mächtig.

Auch ich hatte mich nur ein bisschen in meinem näheren Freundeskreis umhören müssen, um wirkliche Schauergeschichten zu erfahren: Es sind einige darunter, die sich mit scheinbar unschädlichem Kiffen in der Jugend oder einem einzigen Trip mit vierzehn, fünfzehn Jahren ihre Zukunft vollends zerstört haben. Die in den geschlossenen Abteilungen der Psychiatrie landeten und teilweise nie wieder herauskamen.

Das Schreckgespenst, es könnten sich unter den

Probandinnen und Probanden neuer Studien Hochrisikopatienten verbergen, schwebt deshalb ständig über der modernen Psychedelika-Forschung.

Man kann in einen Menschen (noch) nicht hineinschauen. Und so lange das gilt, so lange wird es bis zu einem gewissen Grad unwägbar bleiben, jemanden zu Forschungszwecken mittels Psychedelikum in sich blicken zu lassen. Beginge einer nach seiner psychedelischen Erfahrung Suizid, dann würden diejenigen haftbar gemacht, die ihm die Lupe für seine Innenansichten in die Hand gedrückt haben.

Zum Glück ist unter erfahrener Aufsicht bisher keines der jüngsten wissenschaftlichen Experimente tragisch ausgegangen. Außer in einem Fall, in dem ein depressiver Proband, der sich an die LSD-Gabe wie an einen letzten Strohhalm geklammert hatte, während der Studie bloß das Placebo erhielt: Aus Enttäuschung nahm er sich das Leben.

Nixons Kampagne hat über Unzeiten für so viel verbrannte Erde auf dem Forschungsgelände gesorgt, dass Peter Gasser mir gegenüber von seinem Kollegen am Universitätsspital Basel als »mutig« spricht. Der Pharmakologe Matthias Liechti leitet dort eine Parallelstudie zu der von Gasser – klar, muss ich auf der Stelle zu ihm.

Gleich zu Beginn unseres Gesprächs im Universitätsspital Basel erzählt mir der *mutige* Professor Liechti, dass sie wegen des gesellschaftlichen Stigmas von LSD rund fünf Jahre lang keine Pferde scheu machen wollten und nicht an die Medien gingen. »Das Thema ist so besetzt, trotz der wissenschaftlichen Tradition bei uns in der Schweiz, dass wir unsere Forschung nicht gefährden wollten, bevor wir Resultate präsentieren können. Wir wollten im Schatten des Scheinwerferlichts in Ruhe arbeiten können.«

Er gibt mir einen kurzen Abriss über den neusten Forschungsstand: Am längsten in der Schweiz experimentiert der Psychiater Franz X. Vollenweider am Zürcher Burghölzli mit Psychedelika. Dieser war als junger Student in einem Botanikbuch auf Psilocybin gestoßen und rief Albert Hofmann an: Er wolle die neurobiologischen Grundlagen von Psychedelika auf die Wahrnehmung erforschen. Hofmann habe ihm geantwortet, dann müsse er Medizin studieren, sonst komme er niemals an die Substanz ran. Ein Medizinstudium und vierzig Jahre später ist Vollenweider emeritiert, forscht aber weiter am Burghölzli an den nachhaltigen Einflüssen psychotroper Stoffe auf die Emotionsverarbeitung.

In England arbeitet nach zwanzig Jahren Stillstand eine Gruppe um den Psychopharmakologen David Nutt daran, mit bildgebenden Verfahren diejenigen Regionen im Gehirn zu identifizieren, die bei Ich-Auflösung und Halluzinationen aktiviert sind.

Auch Matthias Liechti hat Probandinnen und Probanden auf dem Hoch des Trips ins MRT geschoben, um die Gehirnaktivität aufzuzeichnen. In den Folgestudien befragt er sie gründlich zu ihrer LSD-Erfahrung. Weltweit liefen zur Zeit aber in erster Linie Versuche mit Psilocybin, sagt Liechti, da dessen Ruf weniger belastet sei und wissenschaftliche Untersuchungen dadurch eher finanziert würden als solche mit LSD.

Die Effekte beider Substanzen seien, soviel man

bisher wisse, vergleichbar, nur wirke Psilocybin viel kürzer, an die sechs, LSD dagegen bis zu sechzehn Stunden. Beide Stoffe heften sich nach dem Schlüssel-Schloss-Mechanismus an den 5-HT_{2A}-Rezeptor, der dann eine Serotonin-Freisetzung herbeiführt, und beeinflussen so das Belohnungssystem des Gehirns (das zusätzlich durch den Neurotransmitter Dopamin stimuliert wird und für die Therapie bei Suchterkrankungen relevant ist).

Bei alledem sei er durch und durch Pharmakologe, kein Psychologe, betont der Professor.

Liechti verklärt LSD nicht als Wundermedikament, er sei kein »LSD-Verehrer«; er wolle sachlich prüfen, welche Dosis welche Wirkung erzeuge. Insofern könne er sich nicht vorstellen, dass die Microdosing-Verzückung im Silicon Valley durch mehr als einen Placebo-Effekt zustande käme – aus pharmakologischer Sicht könnten derartige Mikrodosierungen eigentlich nichts ausrichten. Zumal es in hohen Dosen die Konzentrationsfähigkeit deutlich herabsetze, warum sollte es in winzigen Mengen diese dann erhöhen? Selbstverständlich aber warte er die Ergebnisse der Kollegen zum Microdosing ab: ob die in Kalifornien ihre angekurbelte Fantasie nicht vielleicht doch zu Recht auf LSD-Kleinstdosierungen schieben.

MDMA (Ecstasy), DMT und Ayahuasca seien weitere neuere Forschungsgegenstände geworden, sagt er, auch sie in Basel experimentieren verstärkt mit MDMA. Und Ayahuasca, der brechreizbittere Sud aus dem Amazonasgebiet, finde mehr und mehr Jünger fern der Wissenschaft, die das Gebräu häufig in

Gruppen, mit Kotzeimern ausgestattet, als Achtsamkeitsritus zelebrieren. Wer Ayahuasca hier konsumiere, mache sich strafbar; erlaubt ist es noch in manchem Teil Südamerikas. Wohingegen LSD wo auch immer, seit dem Vorangehen der USA, unters Betäubungsmittelgesetz fällt.

Dabei sei es eigentlich kein Betäubungsmittel, sagt Liechti. Ein wenig schimpft er auf die Bürokratie, weil der klinische Forschungsaufwand dadurch so ungeheuer hoch sei und jede Studie allein zwei Monate lang von einer Ethikkommision unter die Lupe genommen werden muss, bevor sie grünes Licht erhält. Unterm Strich aber ist er dankbar, LSD als Medikament mit staatlichen Geldern erproben zu dürfen, während viele seiner ausländischen Kollegen diese durch Crowdfunding oder Privatstiftungen finanzieren müssten. Franz X. Vollenweiders Team gehört ebenfalls zu den Riesenausnahmen, deren Forschung mit Nationalfondsgeldern gefördert wird.

Für Forscher wie Matthias Liechti, Franz X. Vollenweider und Peter Gasser erweist sich die Schweiz wahrlich als *gelobtes Land*: Der für seine Nüchternheit berühmte Staat liegt in Sachen Psychedelika (ihrer innovativen medizinischen Anwendung sowieso) ganz weit vorn, auf einem Spitzenplatz.

Das hat verschiedene Gründe, die weitgehend mit seiner wissenschaftlichen Tradition verknüpft sind: Dank Bleuler, Jung und anderen Vorreitern der Psychoanalyse und Psychotherapie ist die Versorgungsdichte an Psychiaterinnen und Psychiatern international die höchste – mit großem Abstand führt die Schweiz mit

45 Ärzten pro 100000 Einwohnern (auf Rang 2 steht Island, vielleicht wegen der Dunkelheit der Tage dort). Und auch die Zahl psychiatrischer Betten und (privater) Kliniken ist außergewöhnlich hoch – deren stationäre Kuren können sich in dem reichen Land mehr Menschen leisten als in den meisten anderen Ländern.

Hinzu kommt »Big Pharma«, die Vielfalt an chemisch-pharmazeutischer Produktion, die hauptsächlich in Basel ihren Sitz hat – und die verkauft ihre Hauptexportartikel in alle Welt. Wodurch die Schweiz wiederum sehr attraktiv wird für Forscherinnen und Forscher von überallher, die es insbesondere an die Eidgenössische Hochschule Zürich zieht, an die international renommierte ETH, und an die Basler Hochschulen.

Diese zweckmäßigen Vorzüge wurzeln allesamt in der liberalen Grundhaltung und Gesetzgebung des Landes: Generell gilt in der Schweiz, dass Verbote eine Begründung brauchen. So herrscht eine unüblich ausgeprägte Toleranz dort, wo im Heilwesen kein Schaden nachgewiesen werden kann. Die Drogenpolitik fokussiert auf Prävention und setzt etwa bei harten Drogen wie Heroin seit geraumer Zeit auf Substitutionsprogramme.

Während in Deutschland die Studien aktuell noch in den Kinderschuhen stecken: Eine Studie von der Berliner Charité zusammen mit dem Mannheimer *Central Institute of Mental Health* lief eben an; erst für eine geringe Zahl deutscher Forschender ist Psilocybin als Mittel zu Untersuchungszwecken durchgewinkt worden. (Andere Charité-Studien müssen sich mit Befragungen von Gewohnheitskiffern über die psychoaktiven Kurz- und Langzeitfolgen zufriedengeben.)

Ja, Nixon hat wirklich ganze Arbeit geleistet; meinetwegen dürfte er sich stolz auf sein politisches Werk im Grabe umdrehen!

Unterdessen findet es der Schweizer Professor Matthias Liechti an der Zeit, dem »anekdotisch gefütterten Negativimage« von LSD endlich wieder wissenschaftliche Sachlichkeit entgegenzusetzen: Schließlich zeichne sich schon jetzt ab, wie groß seine therapeutische Bandbreite sei. Gegen die Volkskrankheit Depression zum Beispiel wurde es bereits mit sehr gutem Ergebnis getestet, sagt er; eine einmalige Gabe LSD führte nachweislich bis zu einem halben Jahr zu einer starken Gemütsaufhellung. Bei Süchten zeigte sich ebenfalls eine enorme Effizienz – egal, wie komisch mir das mit meinem Restbegriff von LSD als »harter Droge« vorkommt: als würde man den Teufel mit dem Beelzebub austreiben.

Sowieso muss man kein LSD-Verehrer sein, um sich vor Augen zu halten, dass sich an den Rezepturen der millionenfach verschriebenen Antidepressiva seit den Fünfzigerjahren nichts grundlegend geändert hat – genauso wenig an deren häufigen schweren Nebenwirkungen. Aber die Pharmakonzerne verdienen sich nun mal an diesen Medikamenten eine goldene Nase; das Patent von LSD dagegen ist schon 1963 abgelaufen. Und die Zulassung eines Arzneimittels kostet im Schnitt an die eine Milliarde – wozu die ausgeben, wenn es für die Konzerne kein Geschäft verheißt? Der Zürcher Psychopathologe Michael P. Hengartner legte vor einigen Jahren eine Arbeit vor, in denen er »systematische Verzerrungen in der Fachliteratur« kritisierte:

Die publizierten Daten zu Antidepressiva würden einen Behandlungserfolg suggerieren und ihre ebenso oft beobachtete Unwirksamkeit verschweigen. Man geht heute davon aus, dass nur etwa der Hälfte depressiver Menschen damit geholfen ist.

Der dänische Medizinforscher Peter C. Gøtzsche fährt noch härtere Geschütze gegen die Psychiatrie und Pharmaindustrie auf: Er wirft ihnen in seinem 2016 veröffentlichten Buch *Tödliche Psychopharmaka und organisiertes Leugnen* Profitgier und Bestechlichkeit vor – ein geradezu kriminelles Vorgehen; diese würden gemeinsam die Gesundheit der Patienten vorsätzlich aufs Spiel setzen.

Professor Liechti würde nie mit Schaum vorm Mund sprechen; er zählt mir, lieber Forscher als Aktivist, wie schon sein Kollege Gasser, in aller Ruhe und neutralem Ton, die vielen Vorzüge von LSD auf: Überdosierungen seien so gut wie ausgeschlossen, die körperlichen Nebenwirkungen geringfügig; weder der Blutdruck noch der Puls oder die Körpertemperatur stiegen merklich. Man sei weiterhin zu den meisten Handlungen in der Lage, nicht mal ein »Kater« folge auf einen hochdosierten Trip (wenngleich er selbst leichte Kopfschmerzen nach seinem hatte).

Aber wie ist es denn nun, will ich von ihm wissen, was ist dran an der großartigen mystischen Erfahrung?

Ja, sagt Liechti, so viel könnten sie schon absehen: Vierzig Prozent ihrer, teilweise sehr sachlich veranlagten, Probanden hätten »quasireligiöse« Erfahrungen mit LSD gemacht.

Er beschreibe die Wirkung von LSD gern so: Wie

bei einem Betriebsausflug, auf dem die Mitarbeitenden verschiedener Abteilungen miteinander ins Reden kämen, würde das LSD dafür sorgen, dass sonst funktionell separierte Hirnareale vermehrt kommunizieren. Durch »temporär erhöhte funktionelle Verbindungen sonst getrennter neuronaler Netze« stellten sich zum Beispiel »synästhetische Empfindungen« ein, erklärt Liechti, etwa dass man Geräusche sehen könne, und vielleicht ein Gefühl von »Einssein mit dem Kosmos«.

Ich solle mir das vorstellen »wie ein Reset beim Computer, der sich aufgehängt hat – der wird nach einem Trip neu hochgefahren«. Klingt fast zu schön, um wahr zu sein. Aber wie anders kann ich ausklügeln, was es damit auf sich hat, als es selbst zu wagen?

Auf einmal wittere ich im Gespräch mit Professor Liechti eine neue Chance, irgendwann nicht mehr wie die Blinde von der Farbe reden zu müssen – und gestehe ihm, wie unbedingt ich einen Selbstversuch machen möchte. Lapidar erwidert er: Kein Problem, Sie können an unserer begonnenen Studie mit gesunden Probandinnen und Probanden teilnehmen!

Ich schlucke; als ich dennoch nicke, scheint wiederum er überrascht – oh, wendet er ein, das sei aber »heavy«. Ich müsse mich sechsmal für jeweils 26 Stunden am Stück im Studienzentrum aufhalten, mir würden fünf verschiedene Dosierungen verabreicht – 25, 50, 100 und 200 Mikrogramm LSD sowie eine weitere 200-Mikrogramm-Dosis bei gleichzeitiger Gabe von Ketanserin, einem Blutdruckmedikament, das den LSD-Effekt hemme. Und einmal ein Placebo. Die Reihenfolge sei zufällig und doppelt verblindet.

Bevor ich Angst vor meiner eigenen Courage bekomme, bitte ich ihn, mich auf die Probandenliste setzen zu lassen. Ja, verabschiedet er mich, dann werde sich seine Mitarbeiterin Friederike Holze demnächst wegen der Details bei mir melden.

Kaum zu Hause kriege ich kalte Füße. Zu meiner Beruhigung krame ich eine Packung Kopfschmerztabletten hervor und sehe, dass schon eine Tablette 400 Milligramm Ibuprofen enthält: 1 Mikrogramm sind ja gerade mal 0,001 Milligramm, verglichen damit ist so ein Trip ja gar nichts!

Trotzdem kann ich nicht umhin, Professor Liechti eine E-Mail zu schreiben: *Natürlich* hätte ich keine kalten Füße bekommen, und doch wolle ich noch mal nachhaken, was er denn mit »heavy« gemeint habe?

In seiner Antwortmail beruft er sich auf den beachtlichen Zeitaufwand, den eine Studienteilnahme bedeute – dazu komme neben den sechs Studientagen in Basel auch noch das Aufnahmegespräch und ein Austrittsgespräch mit einem Psychiater, und zwischen den einzelnen Studientagen müssten mindestens zehn Tage Abstand liegen. Aber jeder Probandin, jedem Probanden stehe es frei, jederzeit und ohne Begründung abzubrechen.

Wer A sagt, muss auch B sagen. Oder nicht? Eigentlich sieht mir das gar nicht ähnlich, ich fühlte mich zu Drogen nie hingezogen. Ich gehöre zu jener Generation Pubertierender, der die Trostlosigkeit von Christiane F. in Buch und Film leinwandgroß in die Knochen gefahren ist. War regelrecht schockiert, als mir mein Vater in der Phase, in der ich mit etwa zwanzig das Berliner

Nachtleben entdeckte, sagte, er sei schon ein paar Mal im »Sounds« gewesen – jener Disco (so nannte man das in den Achtzigern noch), wo Christiane F. und ihre Junkiefreunde – alle im gleichen Alter wie ich – mit einem Schuss in der Vene auf den Toiletten gestrandet waren. Heroin war die Droge, die in meinen Augen, die *Wir Kinder vom Bahnhof Zoo* genau verfolgt hatten, direkt zum Friedhof führte.

Damit hatte ich nichts am Hut. Ja, nicht mal mit den Drogen, die man in der Drogerie bekommt, chemische Schlafkeulen zum Beispiel. Und bis heute habe ich kaum mehr als ein paar Höflichkeitsschlucke Bier getrunken, weniger aus gesundheitlichen Gründen, sondern weil meine Zungenknospen, zum Verdruss manches Gastgebers, im Kindheitsstadium steckengeblieben sind, und jeder Alkohol für mich wie Hustensaft schmeckt.

Zum Opiumrauchen habe ich mich einmal auf einer vietnamesischen Dachterrasse hinreißen lassen, nachdem mein drogenaffiner Vater mir Opium mal als »vornehmen Rausch« pries. Und mir mit überlegenem Gestus danach versicherte, ich hätte überdosiert, wenn ich nur in tiefen Schlaf gefallen sei.

Mit Anfang dreißig habe ich als eine, die das Inhalieren nicht automatisch durchs Zigarettenrauchen gelernt hat, zum Spaß einige Male einen Haschkeks mit meinem damaligen Freund geknabbert – bis ich die intensive »Psychoaktivität« gnadenlos zu spüren bekam: Über zwei Tage war ich in einer Paranoia gefangen und dachte – obwohl ich wusste, dass die mit dem Hasch zusammenhing –, jeder wolle mir ans Leder. Von der

Chose hatte ich daraufhin so die Nase voll, dass ich es nie wieder anrührte.

Meine Neugier auf neue Erfahrungen erlahmte damit nicht; nach wie vor bin ich am neugierigsten darauf, was das Menschsein in allen Facetten ausmachen kann. Das hat mich in den Journalismus geführt – wie vorher zu meiner Lesefreude –, wo ich das Privileg genieße, in verschiedene Milieus hineinzuriechen.

Gerade deswegen lauerte im Hinterhalt unablässig die inquisitorische Frage, welcher Anteil meiner Berichterstattung objektiv zu nennen war, welcher (versteckt) subjektiv. Heute kaum mehr Thema, galt bei meinem Start in den Journalismus das Gebot, das Wörtchen »ich« auf keinen Fall in einem Artikel zu platzieren. Aber jeder, jede mit schreiberischer Tätigkeit dürfte sich fragen, wie viel von der eigenen Biografie in einem Text mitschwingt: Betrachtet fast unwillkürlich ein fremdes Scheitern oder Geschick vor einer egozentrisch eingefärbten Folie, wie das eigene Leben verlaufen wäre, hätte man eine vergleichbare Abzweigung genommen oder sich vom Zufall ähnliche Fesseln anlegen lassen müssen.

Doch bei allem journalistischem Eifer, etwas mehr Aufschluss über die Wechselfälle des Lebens zu erhalten, habe ich mich jeweils zuverlässig auf meinen geschützten Innenraum zurückziehen können.

Und bislang haben mir die legalen Mittel zur Bewusstseinserweiterung vollauf genügt – gute Literatur, gute Gespräche, gute Freundschaften. Selbstbeherrschung ist mir ohnehin immer erstrebenswerter erschienen als Kontrollverlust. Besagte (überschaubare)

Versuche mit härteren Drogen in meiner frühen Erwachsenenzeit ausgenommen, hat es die kleinmütige Aufpasserin in mir stets dringlich vermieden, mich Ausschweifung und Exzess hinzugeben. Noch in der Entgleisung hatte ich mich kein einziges Mal vom Steuerknüppel wegbewegt, wohlweislich in Kauf nehmend, dass ich so wahrscheinlich niemals das Firmament berühren würde. Weshalb also sollte meine Neugier plötzlich statt kunstvoller einen künstlichen Trigger brauchen?

Trotzdem, meine mehr als fünfzig Jahre auf Erden haben mich eins gelehrt – die Welt ist voller Rätsel, und es kann ein großes Vergnügen sein, dem einen oder anderen auf die Schliche zu kommen. Das größte Rätsel allerdings bleibt man meist sich selbst, sogar wenn man sich und andere vielleicht ein Leben lang glauben machen kann, sich zu kennen. Alles, was ich über mich weiß, weiß ich letztlich aus Begegnungen. Bisher haben mir im Wesentlichen andere gesagt, wer ich bin. Jetzt, während dieser Studie, könnte ich die einzigartige Gelegenheit ergreifen, mir ohne jeden anderen zu begegnen, mich ansehen, als wüsste ich von nichts. Ganz neu. Ohne die gängigen moralischen Maßstäbe im Hinterkopf.

Aber auch ich spüre das Gewicht der drei Buchstaben, bin befrachtet von der Geschichte und den Geschichten über LSD. Fange an zu merken, wie unbedarft ich an die Sache herangehe. In meinem Bekanntenkreis scheint es von Leuten zu wimmeln, die einen Trip geschmissen haben, von denen ich es nie vermutet hätte. Gleichartig sind ihre Erzählungen darüber bloß in dem Punkt, dass die Trips über die Jahre nicht an Farbe verloren haben. Auf manchen ihrer Gesichter spiegeln sich die Funken des Gefährlichen, während sie sich daran erinnern:

Eine führte hoch angeregte Gespräche mit ihrer Katze. Eine tanzte entfesselt über viele lustvolle Stunden. Eine überkam, durch eine gewöhnliche Schweizer Landschaft spazierend, ein kaltes Grausen: in einer entfremdeten, zerstörten Plastikwelt zu leben. Eine sah, auf eine Almwiese gebettet, die Sterne auf sich herunterregnen (wie der Philosoph Michel Foucault). Einen ergriff nackte Panik, dieser infernalische Wahn werde kein Ende nehmen, sodass er kurz davor war, sich in seiner Verzweiflung vor die Straßenbahn zu werfen. Einer genoss Blotter mit einem Kumpel, und über Stunden kugelten sich beide vor Lachen. Und ein Freund erlebte zweimal eine Ekstase, die – und an dieser Stelle seines Erlebnisberichts schaute er mich freundschaftlich-besorgt an – seine »Glücksskala« für alle Zukunft verschoben habe. Seine leise Mahnung vor meinem Reiseantritt lautete: Wenn er es eines Tages bereuen würde, LSD probiert zu haben, dann höchstens insofern, als die Absolutheit seiner LSD-Glückseligkeit alle anderen Glücksmomente aus dem hellsten Licht rücke, sie für immer in einer etwas schattigeren Ecke seines Gedächtnisspeichers verwahren würde.

Ich schlage seine Warnung in den Wind, dämpfe meine Aufregung damit, dass sich Glück kaum gegeneinander aufrechnen lässt. Lieber bin ich bereit, mich an das Fazit einer Kollegin zu halten, die mir aufgrund ihrer LSD-Erfahrung sagte, da käme nie etwas ans Licht, was nicht eh in einem schlummere. Und, so schreitet meine Selbstbeschwörung vor meinem ersten Trip voran, habe ich denn je Albträume? Eben! – das müsste doch ein Hinweis darauf sein, dass innerlich nichts brachliegt.

In den Zürcher Psychoanalytikerinnen-Psychologen-Kreisen hält man sich, soweit ich mitkriege, ziemlich bedenkenlos an die antiken Griechen, die regelmäßig psychoaktive Substanzen zur Selbsterkenntnis nutzten. »Erkenne dich selbst«, sagte ja schon das Orakel von Delphi – wusste es womöglich um die Wirkung von Entheogenen? Auch der Begriff stammt aus dem Griechischen und bedeutet »das Göttliche im Innern hervorbringend«. Oder formuliert das Orakel einen Anspruch, der von niemandem je absolut eingelöst werden kann? Gar nicht eingelöst werden *will*?

Schließlich: Wie viel und was in meinem Leben hatte ich bisher vergessen – vergessen wollen – vielleicht aus durchaus gutem Grund? (Neulich blätterte ich in einem »Jahrbuch 1981« und stellte fest, was mir alles entfallen war: etwa das Attentat auf Papst Johannes Paul in diesem Jahr wie das auf Ronald Reagan oder die Freilassung der US-Botschaftsangehörigen nach 444 Tagen iranischer Geiselhaft. Wenn ich mich nicht mal mehr an die weltbewegenden Ereignisse hatte erinnern können, wie verschüttet wären erst jene, die mich persönlich bewegt hatten?)

Werden LSD und MDMA nicht deshalb in der posttraumatischen Behandlung erprobt: weil sie Verdrängtes an die Oberfläche des Bewusstseins spülen? Dem Bewusstsein die alten Schleichwege abschneiden?

Obwohl ich in meinem Freundeskreis miterlebt

habe, dass ein alter Schmerz als offene Wunde wieder aufbrach – nachdem er über Jahrzehnte in einer Abseite des Bewusstseins weggeschlossen schien –, war es eher Koketterie, die mich über ein mögliches verdrängtes Trauma nachdenken ließ. Ich stufe mich nicht als einen besonders kühlen, gefühlsverhaltenen Menschen ein, der seine Emotionen unter strengster Kontrolle stattfinden lassen muss. Wenn ich tatsächlich bis hierhin eine solche Verdrängungsleistung zustandegebracht haben mochte, dann wohl eine der Art, auf welcher unsere zivilisierte Kultur beruht, auf Sublimierung. Ich hatte und habe keine ausdrückliche Angst, vor lauter Anpassung ein ungelebtes Leben geführt zu haben. Das zu besitzen, was Herbert Marcuse in den 1968ern »das falsche Selbst« getauft hatte.

Was aber, wenn das LSD nicht auf mich hörte und Dramen aus meiner Jugend aus dem Nichts hochkämen? Würde es eventuell eine geheime Verbindungstür aufstoßen, etwa zu meiner tief sitzenden Furcht vor Heroin, vor Junkies? Spritzen war ich durch mein Asthma gewohnt, dort konnte sich dafür kein Angstunterbau finden. Oder vielleicht doch? Hatte ich meinen Vater als Kind mal mit einer Spritze in der Armbeuge gesehen? Möglicherweise hatte ja der Anblick meines kollabierenden Vaters ein Vorläufer-Ereignis in meiner Kindheit gehabt: Lange nach meiner Volljährigkeit hatte ich miterlebt, wie mein Vater vor einer Depression Zuflucht im Schlaf suchte und sich Valium spritzte; er war auf dem Badewannenrand zusammengesackt.

Legte man die Gesetze der Wahrscheinlichkeit zugrunde, war es dann nicht viel wahrscheinlicher, dass mir das traurige Los von Christiane F. als Teenager *deswegen* eingefahren war? Wer weiß schon bei durch und durch wachem Verstand, welche Episode ich mir in meinem opportunistischen Gedächtnis auf Hochglanz poliert habe? Und was ich unter Verschluss zu halten versuchte?

Cary Grant *himself* bewies doch, dass niemand auf Dauer ein Verdrängungskünstler sein konnte: dass bei und für sich Ordnung halten, über kurz oder lang ein Ding der Unmöglichkeit wird.

Andererseits, wer sagt, dass Meldepflicht für Seelenmüll besteht? Solange man seinen Unrat und Schlamm nicht auf die Straße kippt, riskiert man nicht mal im Land der Sauberkeitsfanatiker eine Verwarnung von Ordnungshütern.

Eben darin harrt doch die Gunst der Fügung – im Extrakt einer »Bewusstseinserweiterung«: sich selbst und sein Dasein zu sehen, wie man es nie gesehen hat, auch weil man es vielleicht nie hat sehen wollen. Die einen um die Vergeblichkeit wissen lässt, dass es illusorisch ist – vielleicht sogar ganz unnötig –, sich eine alternative Vergangenheit zuzulegen? Eine alternative Kindheit? Dass es vielleicht reicht, es sich alles einfach mal sehr sorgfältig anzuschauen? Sich aus all seinen Gewissheiten herauszuhebeln?

Nur, würde ich es vermasseln, wäre mein Seelenheil der letzten fünfzig Jahre ruiniert. Sollte mir dieses kostbare Gut nicht die Risikofreudigkeit vermiesen? War ich denn wirklich so töricht zu glauben, es handle sich um ein Spiel, um einen Tanz nur mit mir selbst?

Dann gibt es eh genug zu tun, was mich von meinen Bedenken ablenkt. Ich fahre nach Basel, damit der Psychiater der Studie nach unserem Gespräch und einer medizinischen Untersuchung bestätigt, dass ich teilnehmen darf: Niemand in meiner Familie ist an einer Psychose erkrankt, damit bin ich nicht erblich vorbelastet. Dafür bin ich die älteste Probandin (obwohl man zwischen 25 und 65 Jahren mitmachen darf), die anderen fünfzehn rekrutieren sich aus dem universitären Umfeld – wohl weil kaum einer, der nicht mehr studiert, sich so viele Arbeitstage ohne weiteres frei halten kann. Die Geschlechterverteilung ist halbe-halbe; ich werde unter den Letzten sein, die sich der Belastungsprobe aussetzen. Die meisten haben ihre Versuchsreihe bereits hinter sich; ein, zwei Probanden sind nach dem ersten oder zweiten Studientag ausgestiegen. Ihre Begründung sei gewesen, dass ihnen die Klinikatmosphäre nicht für solch ein Erlebnis behagt hätte.

Das leuchtet mir sofort ein, als ich das Zimmer sehe, in dem sich meine Trips abspielen werden: Steriler kann es nicht aussehen. Ein höhenverstellbares Krankenhausbett in der Mitte, daneben ein medizinischer »Baum« mit Infusionsflasche, damit einem für den Trip eine Kanüle gelegt werden kann – jede halbe Stunde wird die Konzentration im Blut gemessen werden. Ein Kasten mit hervorquellenden Spritzen, Nadeln, Tupfern, ein Büroschreibtisch, eine Waage, Messlatte, Uhr an der Wand. Ein Waschbecken (ohne Spiegel, vielleicht weil sie mir erzählt haben, dass viele während des Trips ihr Spiegelbild schlecht vertrügen). Vorm Fenster ein dürrer Baum und eine Baustelle.

Die Diskrepanz zwischen der Sterilität des Raumes und der Grenzüberschreitung, die mich erwartet, lässt mich grinsen. Und dann ist das Studienzentrum auch noch ausgerechnet in der Schanzenstraße untergebracht! Muss ein Zeichen von ganz oben sein, dass hier meine persönliche Startrampe ins All steht. Unten im Parterre aber bremst mich das Schild zur »psychiatrischen Notaufnahme« sogleich wieder aus. Flüchten dorthin nicht auch diejenigen, die auf einem Trip hängengeblieben sind?

Der Psychiater, der meine Teilnahme an dem Experiment erlauben wird, nachdem er mich ausführlich zu meiner biografischen Vorgeschichte befragt und eine Reihe körperlicher Tests gemacht hat – wie ein EKG und eine Blutuntersuchung zu genetischen Unterschieden der Serotonin-Rezeptoren –, bestätigt mir, was ich meine, selbst über mich zu wissen: dass ich alles in allem gesund bin an Leib und Seele.

Kurz zögert er, als ich ihm von depressiven Episoden meines Vaters erzähle; dabei hatte ich die kleingeredet, um mein Mitmachen nicht zu gefährden. (Da schon wollte ich es anscheinend unbedingt, koste es, was es wolle.)

LSD, hatte mir Professor Liechti erklärt, könne nur bei Menschen, die eine entsprechende Veranlagung in sich tragen, eine Psychose triggern – aber da man vorab nicht mal kurz im Genom nach einer solchen Prädisposition schauen kann, muss man sich mit den pathologischen Auffälligkeiten innerhalb einer Familie behelfen.

Die meisten erkranken an einer Psychose im Alter zwischen zwanzig und dreißig. Aber sie werden in der

Tat nicht selten ausgelöst durch LSD (das zudem auf dem Schwarzmarkt häufig mit Aphetaminen gestreckt ist), durch Marihuana, Cannabis oder andere psychoaktive Drogen.

Dem Augenschein nach bringe ich keine Anfälligkeit dafür mit, weil ich niemanden in der Familie habe, der schizophren war oder an Bipolarität litt.

Die vielen Formulare, die ich für die Studienteilnahme unterschreiben muss, tragen allerdings nicht zu meiner Entkrampfung bei. Bei Studienergebnissen oder Zufallsbefunden, die meine Gesundheit direkt beträfen – das steht da neben vielen, vielen anderen Punkten –, würde ich informiert, es sei denn, ich möchte das nicht.

Am Morgen jedes Studientags müsse ich mich einem Schwangerschaftstest und einem Drogenscreening unterziehen, auch wenn bisher keine fruchtschädigende Wirkung von LSD belegt sei. Die männlichen Probanden müssen sich verpflichten, ihre »Partnerin(nen) über die Teilnahme an der Studie« zu unterrichten und einen weiteren Monat nach jedem Trip Kondome zu verwenden.

Nebenwirkungen sind nicht für LSD, nur für Ketanserin aufgelistet – Sehstörungen, Gewichtszunahme, Magen-Darm-Probleme –, jedoch in geringer Zahl. Den Absatz, der regelt, dass im Falle eines Schadens die Versicherung des Spitals aufkomme, überfliege ich.

Mannomann, ganz schön happig, aber muss man nicht schon vor jeder kleinen OP einen Haftungsausschluss des Krankenhauses unterschreiben? Und Liechti wie Gasser hatten mir versichert, ich müsse nicht ernstlich bangen, dass mich in meinem fortgeschrittenen Alter noch eine Psychose heimsuchen würde – später lese ich, die könne Frauen noch in den Wechseljahren ereilen.

Auch muss ich unterschreiben, dass ich vor jedem Studientag ab Mitternacht keinen Alkohol, keinen Kaffee, keinen schwarzen Tee, keine Schokolade zu mir nehmen werde, sondern mit leerem Magen komme, weil mein Trip standardisiert, das heißt, mit nur ein oder zwei Croissants im Bauch, anlaufen soll. Bloß mit dem Verzicht auf Schokolade tue ich mich schwer – eine Freundin, ebenfalls Journalistin, traf Albert Hofmann zu seinem hundertsten Geburtstag und befragte ihn zu schlechten Trips. Schmunzelnd habe der Urheber der Substanz ihre Frage pariert, erzählte sie mir, und ihr garantiert, man müsse vorher eine Tafel Schokolade essen, dann flutsche alles wie von selbst. (Von dieser Empfehlung Hofmanns hat Liechti nie gehört. Wird nicht aber überall geschrieben, dass ein hoher Kakaoanteil in der Schokolade Serotonin ausschüttet und einen fröhlich machen würde?)

Als ich Friederike Holze, ausgebildete Apothekerin und Leiterin der Basler Studie auf Doktorandinnenseite, kennenlerne, ist mir sofort leichter ums Herz: Sie wird die ganze Zeit, während ich unterwegs bin, an meiner Seite sein. Die 28-Jährige ist so patent wie feinfühlig und nahbar; um den Hals trägt sie eine Kette, die das Oxytocin-Molekül darstellt, das Bindungshormon.

Na ja, immerhin sind das die kontrollierten Bedingungen, die ich gewollt habe. Und während der zwölf Stunden, die ich in etwa auf dem LSD-Hochplateau schweben werde, sagt mir Friederike, wird unentwegt sie oder eine andere Betreuerin im Raum sein. Außerdem würde vom frühen Abend bis zum nächsten Morgen eine Nachtwache darauf aufpassen, dass ich sicher wieder in meinem Alltagsbewusstsein lande. Sollte dennoch etwas kolossal schiefzugehen drohen, würde mir eine Ärztin eine Benzodiazepin-Spritze geben, und jede Panik schwände innerhalb von wenigen Minuten.

Bei der laufenden Studie sei nur einer »schlecht drauf gekommen«, erzählt Friederike. Der Proband wehrte sie in einem Anflug von Verfolgungswahn ab, weil sie ihm das »Gift« eingeflößt hätte. Mit zeitlichem Abstand habe er aber eingeräumt, dass er von den Erfahrungen unter LSD alles in allem profitiert habe – bei seinem letzten Studientag war er überzeugt, es handle sich um den Placebo-Tag. Wider Erwarten habe er zu seinem Pech dann die höchste von allen Dosierungen erhalten, dadurch habe es ihn eiskalt erwischt.

Eben das scheint mir (theoretisch) das Reizvollste an der Versuchsanlage: dass die Dosis-Studie doppelverblindet ist. Weder die medizinische Leitung noch ich als Probandin werden wissen, in welcher Reihenfolge ich die einzelnen Dosierungen erhalte. Erst am Ende, bei meinem Austrittsgespräch mit dem Psychiater, wird der einen Briefumschlag öffnen und preisgeben, welche LSD-Dosis ich wann bekommen habe.

Mancher meiner Nächsten, der von meinem Vorhaben erfährt, findet mich kühn. Vielleicht, ohne es direkt auszusprechen, tollkühn. Meine kluge Mutter jedenfalls wird mir später einmal in die Schlusskurve eines moderat dosierten Trips hinein eine Kurznachricht schicken, in der sie mir wünscht, nicht zu viele neue Erkenntnisse zu haben: Sonst werde das Leben vielleicht zu kompliziert, bisher sei es doch sehr okay gewesen. In dieser einen Zeile fasst sie die Wurzel meiner größten Angst vor jedem einzelnen Trip zusammen – dass das, was gut war, danach auf einmal nicht mehr gut sein könnte, im schlimmsten Fall die Kehrseite. Dass ich es vergeigen würde. Dass ich mich ein halbes Jahrhundert getäuscht habe, mit mir, mit allen, mit allem.

Womöglich war ich, ohne es zu merken, zu einer ausgebufften Schönfärberin meiner Daseinsumstände geworden – würde sich das unter LSD nicht grausam rächen?

In meinen Zwanzigern war es mir unvorstellbar gewesen, ich könnte im Alter eine von denen werden, die gehorsam ihren Nine-to-Five-Job abreißen und sich mit der Aussicht auf eine Sause Samstagnacht halbwegs bei Laune halten. Wie eine Micky Maus in einer Schar von Micky Mäusen das Leben mehr zu fristen als zu leben.

Aber hatte ich mich in den vergangenen Jahren nicht hin und wieder erschrocken im inneren Wartestand ertappt: dabei, mich stimmungsmäßig von Wochenende zu Wochenende zu hangeln? Als wäre ich zu Hehler und Stehler meiner Tage in Personalunion verkommen.

Irgendwie fühlte ich mich fast schuldig dafür, wider besseres Wissen um die Einmaligkeit des Lebens einen Teil meiner Zeit zum Preis der Bequemlichkeit zu verscherbeln. Zwar hatte ich nicht grad wie der Kohlenmunk-Peter mein Herz an den Holländermichel verhökert: meine Seele im Tausch für Wohlstand. Aber mein handzahmes Bemühen, mein Leben zu erledigen (ohne sich deshalb von ihm erledigen zu lassen), hatte vielleicht die Spitzen meines Empfindungsvermögens gekappt. Jedoch so, dass ich das Stumpfwerden gar nicht mehr sonderlich bemerkte und es mir erst klar werden würde, wenn ich mich mittels Entheogen aus der Komfortzone herausschwänge.

Mir schwirrt der Kopf, als ich mich auf der Suche nach Antworten zu Katrin Preller aufmache, die seit zehn Jahren in Vollenweiders Burghölzli-Team psychoaktive Substanzen erforscht. Vor allem will ich vor meinem ersten Mal ausloten, ob ein spezieller Charakter anfälliger ist für Horrortrips. Zu diesem Zeitpunkt haben sie und ihre Kollegen eine Studie mit Psilocybin (wegen seiner kürzeren Wirkdauer) an sechzig Patienten begonnen, die unter mittelschweren Depressionen leiden. Und stehen kurz vor einer nächsten Studie, die dessen Wirkung auf Alkoholkranke prüfen soll. Nach den bisherigen Resultaten seien sie frohen Mutes, dass sich Psychedelika für solche Patienten als probate Medikamente erweisen würden.

»Set und Setting« sei das Losungswort für die Beschaffenheit eines Trips, sagt mir die Mittdreißigjährige, die für ihr Alter eine auffallend erwachsene Sachlichkeit an sich hat. Entscheidend wäre der Kontext, in welchem man LSD nehme, das »Setting«. Ebenso ausschlaggebend die Verfassung, in welcher man sich auf den Trip begebe, das »Mindset«. Das heißt, die Vorerwartungen, der Gemütszustand – die Ängstlichkeit oder Offenheit gegenüber der Erfahrung –, die gesamte Haltung bestimme, wie man es erlebe.

Wenn sie mir einen Rat geben könne, dann den, mich nicht gegen das, was mich an Eindrücken erreicht, zu wehren, sondern schlicht mitzugehen. Man habe nämlich in Studien festgestellt, dass der extrovertierte Persönlichkeitstyp öfter positive Erfahrungen unter LSD mache, und die Menschen, die sehr kontrollbedürftig sind, die Ich-Auflösung bei hohen Dosierungen als entsetzlich empfinden können.

Und worauf speziell führt sie die offenbar enormen Effekte auf ein schwer angeschlagenes Gemüt zurück?

»Wir wissen noch nicht, welchen Anteil die Erfahrungsqualität des LSD-Trips hat und welchen Anteil die Pharmakologie«, sagt Katrin Preller, »ich persönlich glaube, es ist beides zusammen.«

Neue neuronale Bahnen würden vom LSD angelegt. Und dadurch, dass der depressive Mensch durch den Trip Distanz zu sich und seiner inneren Dunkelheit gewinne, entferne er sich längerfristig ein Stück von ihr. Die Gehirnpartie, das *Default Mode Network* im Kortex, die für das »autobiografische Selbst« zuständig ist und für das Gedankenkreisen und Grübeln bei Depressionen, könnte neu vernetzt werden.

Dann gebraucht auch Katrin Preller eine Ferien-Metapher: »Die psychologische Erfahrung würde ich mit einem Urlaub vergleichen, wo man Abstand erhält zu seinem regulären Leben. Gleichzeitig ist die sensorische Leistung erhöht, und so vollziehen sich auf der Hirnchemie-Ebene neue Abläufe.«

Häufiger aber wird es kein kurzweiliger Urlaub – »viel eher eine emotionale, anstrengende Achterbahnfahrt« –, weshalb die Psychologin noch keinen kennengelernt hat, der am Tag drauf gleich den nächsten Trip schmeißen wollte. (Bei zu rasch aufeinanderfolgender Anwendung habe man ohnehin keine Wirkung mehr festgestellt, was mit erklärt, warum die Gefahr der Abhängigkeit nicht besteht.)

Doch wenn wir wirklich alle so »suggestibel« sind, wie mir Peter Gasser gesagt hatte, und sich das durch die Eigenschaften von LSD auf unerwünschte Art zeigen kann – wie soll ich mich vorher unansprechbar machen, wie jene Stimmungen ausblenden, die ich nicht während meines Trips eingeblendet haben will? Man kann sich Angstfreiheit ja schlecht verordnen.

Professor Liechti hatte mir erklärt, dass das psychedelische Bewusstsein dem von Kindern gleiche, die noch in einem magischen Denken versinken können. Seine amerikanische Forscherkollegin Alison Gopnik unterscheidet zwischen dem »Scheinwerfer-Bewusstsein« von Erwachsenen und dem »Rundumleuchten-Bewusstsein« von Kindern: Erwachsene könnten ihre Konzentration sehr gezielt auf etwas lenken, während Kinder ihre Aufmerksamkeit weit streuen, sodass sie in einem größeren Wahrnehmungsfeld auf alle erdenklichen Reize antworten. Demnach würde einem das LSD erlauben, den Strahl der Taschenlampe im Bewusstsein hin und her zu schwenken – aber verbieten, bei einem seiner Ränder oder Zipfel zu verweilen.

Kindern wie Urvölkern schreibt man eine »Eidetische Wahrnehmung« zu, ein intuitives Erkennen von

Phänomenen, eine unmittelbare Anschauung sinnlicher Phänomene. In der Philosophie macht dies die Existenz eines Gegenstandes evident – ohne intuitive Erkenntnis wüsste der Mensch nichts über sein Innenleben, erst die ermöglicht ihm Reflektion und Selbsterkenntnis.

Nietzsche wiederum hat als eine von »drei Säulen des Glücks« die »Freude am Unsinn« benannt. Könnte die Entropie der Gedanken durch das Rundum-Leuchten mir daher nicht ebenso gut eine Epiphanie bescheren?

Hör endlich auf, dir in die Hosen zu machen!, rede ich mir zu. Tatkräftig versuche ich, meine Nervosität zu zügeln – ihr nicht zusätzliches Futter zu geben. Sobald mir jemand von privaten Tragödien berichtet, schalte ich, entgegen meiner Art, auf Durchzug: Mich sorgt, dass sich auch ein fremdes Verhängnis in meinem Unterbewussten festsetzt und während eines Trips zu meinem werden könnte.

Mit jedem Tag, der vor meinem Trip vergeht, dräut mir ein bisschen mehr, dass ich die Reise auf einen ungeahnten Kontinent ohne Gesellschaft antreten werde. Bloß mit einem Unruhegeist als Reisekumpel. Umso erpichter werde ich herauszuklamüsern, wen ich antreffen werde in mir. Ich möchte mich mit dem größtmöglichen Optimismus wappnen; mein Pessimismus bezieht sich allein auf mich selbst.

Keinesfalls steht mir der Sinn nach einem exorzistischen Ritual; lieber soll meine Selbstbegegnung in etwa ablaufen wie mein Umzug in die Schweiz. In der Rolle der Ausländerin hatte ich verblüfft neue Seiten an mir festgestellt: wie deutsch ich (als Halbperserin) eigentlich war – sofern ich die Sprache als meine wahre Heimat ansah. Und wie viel weniger harmoniebedürftig gestrickt, als ich dachte.

Ein Freund in Deutschland hatte mich mal als Liebhaberin des Impliziten bezeichnet; nun in dieser fremden impliziten Gesellschaft mit all ihrem verinnerlichten Diplomatie- und Konsensbestreben, bemerkte ich, dass mir klare Worte mehr liegen, als um den heißen Brei herumzureden. Aber auch, wie viel mir ein guter Witz im Alltag bedeutet. Sicher war ich in Hamburg auch keine ausgewiesene Humorriesin gewesen, aber sogar für einen schlechten Scherz jederzeit zu haben, und gelegentlich fehlte es mir hier, mit jemandem hemmungslos herumzualbern.

Aber so, wie ich mir bis heute nicht gänzlich darüber im Klaren bin, weshalb ich nach Zürich zog, muss ich einsehen, dass man oft Entscheidungen fällt, ohne seine persönlichen ursprünglichen Motive noch zu kennen.

Und ja, sich ständig offenbaren ist nicht unbedingt der goldene Weg – meistens ist es ganz gut, noch eine Reserve zu haben, die Reserve des Verschwiegenen.

Ein Zürcher Psychiater hatte mir in einem Interview über Doppelleben auf die Frage, wie viele Geheimnisse der Mensch brauche, geantwortet: »Ein einziges – das Wissen, dass er selbst ein Geheimnis ist.« Ich hatte damals mit dem küchenpsychologischen Dogma gegengehalten, man werde doch allerorten dazu aufgerufen, alle Dunkelkammern seiner Seele auszuleuchten. Er aber hatte das als ein naives Verlangen hingestellt: Man sei, wenn man sich vollkommen ausgeleuchtet hat, mit sich im Reinen und *der wahre Mensch*. Seines Erachtens war das eine »extremistische Vorstellung« von einem perfekten Menschen, sogar eine »ideologische Verirrung: der idealgesunde Mensch, der keine Verdrängungen aufweist«.

Verschmitzt hatte er mir beschieden, Lügen, die einen nicht schädigen würden, halte er für kreative Leistungen, die denselben Stellenwert wie die Realität hätten. Und er fügte hinzu, auch die Wahrheit könne – ein zentrales Thema übrigens in den Theaterstücken von Ibsen und Schnitzler – Schaden zufügen.

Der Mann hatte als anerkannter psychiatrischer Gutachter vor Gericht die volle Breitseite von menschlichen Verletzungen mitangesehen, ihm war zu glauben. Also ging es wohl auch beim Kennenlernen meiner Selbst wie bei jedem glücklichen Kennenlernen im Wesentlichen darum, den Aktionsradius meiner Erfahrungswelt abzuzirkeln. Das Ausmaß der Vulnerabilität und Fragilität in meinem inneren System zu ermitteln – aber nur so, dass es mir guttat. Die Hauptsache musste sein, dass mir darüber nicht mein handlicher Alltag aus den Fugen geriet.

Was also: Mut? Courage? War das die Hauptingredienz eines jeden Trips?

Friederike Holze entgegnete mir auf mein neuerliches Nachbohren, wann einen die Halluzinationen selig machen würden und wann paranoid, ich solle anfangen zu meditieren. Dadurch lerne man, die Dinge geschehen zu lassen. Das Unklügste nämlich sei, sich seinem inneren Gruselkabinett entgegenzustellen, Widerstand zu leisten – man habe eh keine Chance.

Mit Meditation hatte ich früher schon mal geliebäugelt – natürlich, mein Generaltempo war um Meilen zu hoch –, aber nachdem mir ein indischer Ayurveda-Arzt dann sagte, das bräuchte ich gar nicht in Betracht zu ziehen, mit meiner Natur, ich würde seiner Einschätzung nach noch im Schlaf denken, verließ ich mich auf seine Expertise.

Überhaupt, dieses Achtsamkeitsgetue – schweigend vor seinem Teller zu sitzen und jeden Bissen fünfzigmal zu kauen! Auch nicht besser als das Gefasel über Tantra oder Shakren. Alles nichts für Kopfmenschen wie mich.

Als ich zuletzt, von Befürchtungen getrieben, nicht von hehren Beweggründen, mit der gängigsten App *Headspace* zu meditieren beginne, ist eine der ersten Einflüsterungen, vergiss es gleich wieder! Ich hockte da in äußerer Stille, aber meine Gedanken waren alles andere als stumm: brodelten mit dem üblichen Druck durch mein Hirn, unerfreulicher denn je, weil ich sie jetzt gezielt zu verscheuchen suchte.

Dennoch prägte sich mir die Metapher ein, die der *Headspace*-Gründer Andy Puddicombe ins Meditationsschweigen zeichnete: Er verglich die Gedankenwelt mit einem Regenbogen, den man zwar deutlich am Himmel sehe, von dem man aber wisse, dass man nicht in sein Farbspektrum hineingreifen könne. Genauso seien die eigenen Gedanken nicht nichts, würden jedoch immer eine flüchtige Erscheinung bleiben.

Aber was war mit fiesen Gedanken, musste man die

nicht wenigstens ernstnehmen, damit sie es mich nicht eines Tages büßen lassen würden? Was war mit dem erbarmungslosesten aller Gefühle, mit der Angst?

Mein Lieblingsschriftsteller Truman Capote hat mit zweiundzwanzig Jahren in seiner Kurzgeschichte *Die Tür fällt zu* einen Satz geschrieben, der mir immer wieder durch Mark und Bein geht, weil er mir den Lauf der Dinge auf einen so einfachen gemeinsamen Nenner zu bringen scheint. Darin heißt es: »Was wir auch tun, es geschieht aus Angst.«

Ich befürchte, er hat recht. Eine der heftigen Antriebsfedern unseres Handelns ist die Angst. Sie bringt uns dazu, wie wir uns verhalten – oder *nicht* verhalten. (Warum sich manche zum Beispiel dafür entscheiden, sich wie die drei Affen aufzuführen: nix sehen, nix hören, nix sagen.)

Und vielleicht befindet sich unter den gewaltigsten Ängsten die vor der Ungewissheit: nie zu wissen, was kommen wird. Die Angst vor Unvorhersagbarkeit: dass das Leben nicht planbar ist. Es niemals – wenn man sich nicht in die Tasche lügt – fadengrade über das Jahr hinaus regeln zu können. (Insofern meinten es die Sterne vielleicht zwar nicht unbedingt gut mit uns, vielleicht aber auch nicht ganz schlecht, als sie uns die Corona-Lektion lehrten: Das Virus verunmöglichte über viele lange Monate hinweg jeden Plan. Die Pandemie brachte mir aber auch bei, dass es mit Erleichterung einhergehen kann, die Sache schlicht laufen zu lassen. Und sich zwischendrin mal ehrlich zu fragen, ob sich die latente Furcht vorm Unabsehbaren in irgendeiner Weise lohnt.)

Ein Freund etwa sorgte sich sehr um seinen erwachsenen Sohn, und als ich ihn daran erinnerte, dass er sich vor nicht allzu langer Zeit ähnlich um den anderen Sohn gesorgt hatte, dem es jetzt entgegen aller düsteren väterlichen Vorahnungen ja blendend ging, konnte ich aus seiner Stimme Widerwillen heraushören. Und mich beschlich das Gefühl, dass er sich lieber weiter in der Unruhezone seines Angstrhizoms aufhalten wollte, als Vertrauen zu haben; anscheinend meinte er, die Ressourcen in dieser Beziehung bereits aufgebraucht zu haben.

Er ist da bestimmt kein Einzelphänomen. Ist unsere Haltung nicht allzu oft: Auf unsere Angst zumindest ist Verlass, immer noch besser, diese verlässliche Konstante an unserer Seite zu wissen als ewige Ungewissheit?

Und hakte nicht an ebendiesem Strang des menschlichen Bewusstseins die politische Agenda der Nixon-Regierung ein? Münzte sie das individuelle Unbehagen am Ungefähren nicht perfide um in eine kollektive Panik vor einer durch LSD in Turbulenzen geratenden Gesellschaft?

Die letzten Nächte vor dem ersten Studientag schlafe ich miserabel. Meine Nerven flattern, gleichzeitig will ich meine Nervosität nicht überhandnehmen lassen, weil mich das sonst schnurstracks in einen *bad trip* schmettern könnte.

Friederike wird mir am Morgen um halb neun zwei Kapseln geben, in denen Ketanserin oder ein Placebo ist, und um halb zehn die beiden Ampullen mit dem zweiten Placebo oder aber, in grässlich schmeckendem hochprozentigen Alkohol gelöstes LSD, direkt aus dem

Labor, das man so rein auf dem Schwarzmarkt nie beschaffen könnte (und das demzufolge um einiges stärker wirkt als die gleiche Menge vom Dealer).

Alle darauffolgenden Stunden werde ich im Bett liegen, meine eigens zusammengestellte Playlist »Luckytrip« über Kopfhörer in mich einsickern lassen – mit lauter Liedern, die mir für einen Trip irgendwie tauglich vorkommen, darunter viel von Philip Glass, Arvo Pärt und Chilly Gonzales, aber auch Beschwingtes wie Funk und Soul oder Klezmer. Mit so sprechenden Titeln wie *Freudian Slippers*, *Facades*, *Stairway to the Stars* oder *Spiegel im Spiegel.*

Schaue ich zurück auf mich am Vorabend meines ersten Trips, dann komme ich mir wie ein kindisches kleines Mädchen vor, das sich mir nichts, dir nichts einer noch zu erforschenden Substanz in die Arme wirft, als würde es zum Gottesdienst gehen (Atheistin hin oder her). Muss zugleich über die *Serendipity* grinsen. Zwar stand ich nicht wie Kolumbus davor, Amerika zu entdecken, aber vielleicht doch vor glücklichen Zufallsfunden (denn konnte es wirklich Zufall sein, dass Serendip, der Prinz, ausgerechnet eine Erfindung des persischen Märchenerzählers Amir Chusro war?)

Wie auch immer es sich verhält: Heute bin ich froh, dass ich gar nicht wusste, was ich suchte, bis ich es gefunden hatte.

Und dann gings los.

BEBEN

Beklommen verlasse ich in der Früh gegen sechs das Haus, damit ich pünktlich um halb acht die Station der »Klinischen Pharmakologie und Toxikologie« des Universitätsspitals Basel erreichen werde. Während der einstündigen Zugfahrt blicke ich in die müden Gesichter der Mitreisenden und denke einmal mehr, wie seltsam die Gleichzeitigkeit des Lebens ist und wie unscheinbar sie im Normalfall bleibt: Einer unter uns fährt vielleicht zu einer Beerdigung, eine andere zu einer Abschlussprüfung, manche pendeln wie jeden Tag zu ihrer Arbeitsstelle – ich reise zu einer Reise mit offenem Ausgang. Über der *All inclusive* stehen könnte.

Der Vorgeschmack von Größe versetzt mich in gespannte Erwartung. Nachdem ich am Basler Hauptbahnhof in den vollen Bus umgestiegen bin, dessen Endhaltestelle in Deutschland liegt, zücke ich verstohlen ein Schokotäfelchen und stopfe es mir schnell und mit einem schlechten Gewissen in den Mund. Das wird schon nicht die Studie verpatzen, so ein winziges Stück! Dennoch schaue ich mich um, ob jemand im Bus aussieht, als gehöre er zum Forschungsteam.

In der Schanzenstraße bringt mich der Lift in den zweiten Stock, auf der Etage hängen Bilder mit bunten psychedelischen Motiven; anscheinend will man uns Probanden einstimmen.

Friederike nimmt mich in jenem Zimmer in Empfang, dessen weiß bezogenes Bett die Brutstätte meiner neuen Erfahrung werden wird; an der Tür ein Verbotsschild, einzutreten. Mir geht durch den Sinn: Wer in diesem Raum gesund wird, kann es überall werden. Wer hier nicht kränker wird, wird es nirgends.

Sofort drückt sie mir einen Becher für die Urintests in die Hand, dazu ein blaues Klemmbrett mit dem ersten umfangreichen Fragebogen; den solle ich bitte schon mal ausfüllen, während sie meine zwei Croissants aus der Kantine holt.

Darauf steht die gute Frage: »Wie fühlen Sie sich im Moment?« – daneben eine Spalte mit Antworten von »irgendeine Wirkung« über »Hochgefühl« bis »Angst«. Auf einer Leiste von »überhaupt nicht« über »normal« bis zu »extrem« soll ich meinen Kugelschreiberstrich setzen.

Herrje, fängt ja schon kompliziert an, *wie fühle ich mich?*

Noch habe ich nix im Blut, was mich Beweise von Gottes Herrlichkeit spüren ließe, aber meine Sinne sind bereits ausgeschwärmt, beinahe, als wären sie noch nicht häufig gebraucht worden.

Da ich mir als Teenager inständig wünschte, mindestens einsfünfundsiebzig zu werden, und ich hinter diesem Anspruch beschämend zurückgeblieben bin, nutze ich die Zeit allein, mich unter dem kalten Metallbügel der Messlatte kerzengrade zu positionieren – schade, klein wie eh und je.

Auf dem Nachttischchen deponiere ich mein Handy, das ich auf Flugmodus gestellt habe (meinem Mann habe ich für Notfälle die Stationsnummer auf einem Zettel notiert), ein Röhrchen mit einem meiner liebsten Düfte, Safran, und eine Schlafmaske. Friederike hat außerdem für mich eine Topfpflanze ausgesucht, wohlwissend, dass die Botanik *under the influence* eine neue Bewandtnis erlangen kann.

Dann kehrt sie mit meinem standardisierten Frühstück zurück – unlustig kaue ich auf den Croissants herum. Anschließend misst sie meinen Blutdruck, hält mir das Fieberthermometer ans Ohr und legt mir eine Kanüle für den Tropf. Jede halbe, später jede Stunde wird Friederike mir Blut abnehmen, das flugs in der Zentrifuge landen muss – prophylaktisch entschuldigt sie sich für den Krach des Dings, sichtlich hoffend, ich werde ihn nicht als unzumutbar empfinden.

Der transparente Plastikschlauch, der in meine Vene mündet, versorgt mich mit Kochsalzlösung, sodass ich frei bin von sonstiger Flüssigkeitszufuhr. Müsse ich zur Toilette, sei das aber gar kein Problem, instruiert sie mich, ich könne den »Spitalbaum« leicht über den Flur rollen. Mehrmals in den kommenden Stunden werde sie mir ihren Laptop auf den Schoß legen, damit ich Bildschirmfotos bewerte, eine Reihe von Gesichtern mit einem spezifischen emotionalen Ausdruck.

In T-Shirt und Jogginghose liege ich auf dem Rücken (was zieht man für so was an, ohne abzusehen, wie warm oder kalt mir an der Destination werden wird?).

Friederike plaudert betont munter mit mir, sicher spürt sie, wie bang mir ums Herz ist. Ich könne mich schon mal darauf freuen, nachher auf den Mandalas, die sie mir eigens gekauft hat, mit den Augen endlos spazieren zu gehen. Immer neue Muster darin zu sehen, oder auch nur, wie ein Proband, ihren Kopf mit »signalblauen Haaren«.

Und selbstverständlich könne ich sie, derweil sie im Zimmer am Computer Daten bearbeite, jederzeit ansprechen.

Kurz nach acht reicht sie mir ein Wasserglas und eine Kapsel, die entweder Ketanserin enthält oder ein Placebo – wir wissen es beide nicht. Auf der Stelle meine ich, mich schwindlig zu fühlen.

Rund eine Stunde darauf rückt sie mit dem Eigentlichen heraus, der LSD-Ampulle. Ich unterdrücke den Impuls, den Moment mit einer Aura der Heiligsprechung aufzuladen – und schlucke es zügig hinunter. Das Ethanol brennt mir in der Kehle.

Erfahrungsgemäß dauert es zwischen zwanzig und vierzig Minuten, bis man eine Wirkung verspürt, hat Friederike gesagt – und nein, ob stämmiger Mann oder zierliche Person, jeder erhalte die gleichen Dosierungen, unabhängig vom Körpergewicht.

Danach werde ich für viele, viele Stunden die Lider schließen, nur noch in mich hineinsehen. Die Substanz führt mich dahin, wo sie mich haben will. (Oder bilde ich mir das nur ein? Kann ich mich weiter ans Lenkrad klammern, mir vorgaukeln, »mein Wille geschehe«?)

Es ist nicht so dahingesagt, dass mir die Schilderungen fremder Träume zu plumpvertraulich sind: Man war nicht dabei, schon weil man nie dabei sein kann – dann muss und will man nachher auch nicht in jedem Fall daran beteiligt werden.

Deshalb hier für jene, die vorblättern möchten, eine Kurzzusammenfassung meiner sechs Versuchstage, sozusagen die Quintessenz meiner Erlebnisse.

1. Trip: Nach der Einnahme merke ich über fünf Stunden lang gar nichts, verdammt, alle Unruhe vorher war für die Katz! Bis ich die Bauarbeiten auf dem Krankenhausgelände, die aber schon seit morgens laufen, durchs geschlossene Fenster höre: Jeder Spatenstich klirrt plötzlich in meinem Ohr! Prüfend setze ich meine Kopfhörer auf, und zum allerersten Mal in meinem Leben nehme ich Töne dreidimensional, bildlich wahr, synästhetisch: Die Musik erscheint mir zu Schleiervorhängen und spitzenzarten Schichten gewebt, als Stoffe, die aus zum Greifen nah scheinenden Wohlklängen komponiert sind. Dagegen hat der Safran seinen Reiz eingebüßt; meine Nase schaltet keinen Turbo an, stellt sich tot. Dafür ist mein Sehsinn geboostert: Den Hubschrauber, der auf dem Krankenhausdach vis-à-vis landet, sehe ich in Kinoleinwandschärfe wie in Technicolor, sogar die Rettungssänitäter mit der Trage, die einige Hundert Luftmeter entfernt sind. Ich selbst fühle mich unschlagbar. Entspannter denn je. Oder simpler: Es ist ein bis in den Abend währender immenser Genuss, der mich ergriffen und ehrfürchtig stimmt. Nicht zum allerersten Mal, dafür in weit intensiverem Maße, spüre ich (und dadurch wird es mir *bewusst*),

wie sehr ich vom Schicksal verhätschelt bin. Oder als Kalenderkitsch ausgedrückt: das unverschämte Glück, zu lieben und geliebt zu werden.

2. Trip: Meine absolute Bruchlandung. Eine einzige Enttäuschung, dass mir diesmal alles *Übernatürliche* verwehrt bleibt: Ich kehre niedergeschlagen davon zurück, weil ich in nichts als einer dumpfen, tauben, übelkeiterregenden Benommenheit zerschellt bin. Weder meine Gefühle noch meine Gedankensplitter haben irgendeine Trennschärfe – und lassen damit auch jede Resonanz vermissen. Ich wache schweißgebadet und zermürbt wie aus einem viel zu langen Fiebertraum auf.
3. Trip: Haut mich derartig um, wie ich niemals zuvor umgehauen wurde, und das in der zweifachen Bedeutung des Wortes: Das LSD fällt in einer ungeahnten Heftigkeit über mich her und blendet mich zugleich mit seiner Strahlkraft. Hingerissen geht mir die magische *Matrilinearität* auf, die weibliche Linie von meiner Mutter über mich zu meiner Tochter. Weitere riesenhafte Einsicht: dass sich die Ewigkeit auf der Uhr zwischen 14 und 15 Uhr abspielt. Noch Wochen nach der Entgrenzung fühle ich mich wie in der Rekonvaleszenz, irrsinnig erschöpft, körperlich wie mental. Obwohl ich mich *dort*, in der neuen Welt, nicht auskannte, wird es dauern, bis ich wieder *hier*, in der Realität, ankomme. Mich akklimatisieren werde.
4. Trip bzw. Nicht-Trip: Deckt unmittelbar auf, dass es das Placebo ist. Was mich nervt, weil ich die obligatorischen 26 Stunden im Basler Krankenhaus-

zimmer verbleiben muss. Was mich lockert, weil es mir zusätzliche Karenzzeit zum nächsten *echten* Trip verschafft. Schlusspointe des ausgesetzten, ausgesessenen LSD-Tags: Ich bekomme Migräne und erbreche das einzige Mal während meiner gesamten Studienteilnahme – aber der Würgereiz ist ganz sicher nicht Nebenwirkung einer Serotoninausschüttung!

5. Trip: Der heiterste, weil vermutlich zweckfreieste: so behaglich schnurrend wie eine Katze auf der Ofenbank. (Doch, daran könnte ich mich gewöhnen.) *A complete bliss!* Haupterkenntnis: ab sofort viel häufiger mit Tochter und Mann durchs Wohnzimmer tanzen! Jede Einladung nutzen, das Leben zu feiern! Jede protestantische Zurückhaltung für immer fahrenlassen, und jede Reue darüber, dass etwas nicht ist, wie es sein sollte! Stattdessen ein Tusch der blanken Daseinsfreude!
6. Trip: wie eine vielköpfige Schlange; abscheulich und verstörend in einer außerordentlichen Mannigfaltigkeit. Albert Hofmann soll bis zu seinem Lebensende mit 102 Jahren immer wieder mit LSD experimentiert und es dabei zur Meisterschaft gebracht haben: Je geübter er war, desto geschwinder konnte er sein Bewusstsein an den Punkt führen, an dem er es gern haben wollte. Können vier LSD-Portionen schon einen gewissen »Trainingseffekt« haben? Mehr Vorahnung als Wissen: Die Gewalt dieses Trips wird nachhallen, in welcher Gestalt auch immer. Er ist voller autobiografischer Bezüge, wie es Psychiater Peter Gasser knapp zwei Tage später in seiner Solothurner Praxis für mich in einer simulierten »integrativen

Sitzung« zusammenfasst. Lauter Bilder von beelendenden Horrorfratzen, wie einem Hieronymus-Bosch-Gemälde entstiegen. Ich sehe mich sterben und meinen Vater. Wäre es ein Film und ich dessen Heldin wie Antiheldin in einer Person, träfe es der Titel von Stanley Kubricks Film für mich am genauesten: *Eyes Wide Shut*. Im Gegensatz zum dritten Mal, dem anderen hochdosierten Trip, bin ich hinterher nicht schrecklich kaputt, sondern über Wochen stark belebt und überaktiv. Entgegen meiner Gewohnheit werde ich am Morgen ohne Weckerklingeln nach nur fünf Stunden wach und fühle mich dennoch überraschend luftig und schwungvoll.

Und nun für alle anderen, an Psychonautik Interessierten, hier die *long version* zu meinen großen Trips mit 100 und 200 Mikrogramm: was sie einte, war ihre brutale Feierlichkeit.

Bei den hohen Dosierungen schießt mir bereits nach zwanzig Minuten das LSD ins Blut, meine Beine kribbeln wie verrückt und bis hinunter in die Fußspitzen. Zittern. Beim ersten Mal ist es anfangs verwirrend; das Licht, das durchs Fenster fällt, wird so viel heller, die Dinge beginnen zu leuchten, die Baumstämme zu atmen, in einem ruhigen Puls.

Das LSD hat mich in Brand gesteckt, etwas in mir lodert, alles zerschmilzt in einer Spirale, die in einem Glutkern verglüht. Ich bin durchgeschwitzt, mich schaudert es unentwegt, nie war mir heißer. Ich falle aus der Zeit. Verirre mich in ihren Dimensionen. Wann immer ich auf die Uhr an der Wand des

Krankenhauszimmers blicke, ist es zehn nach zwei am Nachmittag. Zunächst denke ich noch, das kann nicht sein, der Zeiger muss doch vorrücken, dann lässt sich in mir ein kleiner Frieden nieder, nachdem ich für mich beschließe, das muss die *Ewigkeit* sein: Macht nix, es geschieht ja sowieso alles von selbst, ohne Wollen, ohne Richtung, ohne Kontur. Keine Absicht führt noch irgendwohin, deshalb sage ich mir, dass die Zeit bloß ein Konstrukt meines Gehirns ist – eines, das sich jetzt verflüssigt hat, weggesickert in einen Gully meines Bewusstseins.

Als ich Friederike bitte, mir wegen meiner starken Übelkeit einen Eimer neben das Bett zu stellen, bin ich überrascht, dass sie es tut – baff darüber, dass ich die Absicht in Worte gepackt habe. Vergangenes, Gegenwärtiges, Zukünftiges strömen ineinander, fallen in eins zusammen, alles wird brüchig. Jede Zeit verliert ihren Sinn, ich weiß nicht mehr, ob die Zukunft schon stattgefunden hat oder die Vergangenheit näher ist als die Zukunft. Eine Sekunde ist keine Sekunde mehr, wie mich die Uhr bis dahin geheißen hat, ein Moment ist ein Moment ist ein Moment.

Trotzdem kann ich mir nach wie vor im Handumdrehen ausrechnen, dass ich das LSD vor über vier Stunden eingenommen habe.

Mir schwindelt. Ich kann nicht einmal mehr zwischen Länge und Kürze einer Empfindung unterscheiden. Mir ist, als wäre ein Jahrhundert verstrichen. Die Dichte der sich abwechselnden Bilder, die mich neu und neu und neu versengen, darunter manches so gestochen scharf wie ein Foto – sie sind: *larger than life*.

Derart voluminös, dass ich zwischendrin immer wieder glaube, dem Zuviel nicht gewachsen zu sein. Und mir das Stechen in meiner Brust damit erkläre, dass auch das Herz nur ein Muskel ist. Ja, natürlich, die Stiche sind nur der Muskelkater meines Herzens von dem Marsch, den ich durch die Dekaden meines Bewusstseins zurückgelegt habe. Um am Ende sowieso wieder da anzukommen, wo ich losgelaufen bin.

Doch auch das ist nichts, worüber ich mir jetzt oder je Sorgen machen müsste, bloß der organische Lauf des Lebens. Werden und Vergehen, im Grunde ganz und gar wunderbar.

Und für den Bruchteil eines Augenblicks frage ich mich, ob das Leben an sich nicht ebenfalls nur eine Fantasie ist. Die ich schlicht über eine lange Zeitspanne für die Wirklichkeit gehalten habe.

Das denke ich, ohne zu denken.

Dieses LSD – fürwahr! – ist ein *Acid*, eine Säure, die alles auflöst, Zeit, Raum, Ego, Glaubenssätze. Meine Innenansichten scheinen sich einzustellen, ohne dass ich eine Wahl getroffen habe, kristallklar. Als Gedankenkaskaden, die mir mit unheimlicher Geschwindigkeit durchs Bewusstsein sprudeln.

Dreht Friederike am Schreibtisch ihren Kopf, sehe ich das abgehackt, in Einzelbewegungen zergliedert. Und es kommt mir vor, als sähe ich sie ohne Maske, als sie das Zimmer durchquert. Ohne jene Maske, die bei jedem Menschen unmerklich mit der Haut verwachsen ist – so scheint es mir. Mich ergreift ein Mitgefühl mit ihrer Nacktheit, aber es tut mir nicht weh. Genauso wenig möchte ich das, was darunter freigelegt wurde, studieren, geschweige benennen: Meine sonstige Vorliebe, alles und jeden zu verstehen, mich inklusive, ist wie weggeblasen – egal, wie sehr ich im Blitzlichtgewitter mit einem kindlich maßlosen Staunen durch die Enden meiner Welt rase.

Grandios, ich brauche die Erkenntnisse und Sprache nicht länger für mein Wohlbefinden – alles kann wortlos und wortreich zugleich sein, wirklich und unwirklich, wahr und unwahr, schal und himmlisch, pompös und erbärmlich, glücksgetränkt und hundstraurig in einem. Ein Niemandsland mit seinen eigenen logischen Gesetzen, wie sie auch ein Traum besitzt, nun mit nicht mehr und nicht weniger besiedelt als dem, was mich zu bedingen scheint. Von Erschütterungen und Beben durchsetzt, aufgewirbelt von den Takten der Lieder, die in meinen Schädel dringen. Alles umfasst mich, alles löst sich auf, und für einen Wimpernschlag bin ich am Boden von etwas sehr Tiefem angelangt. Schlage ich am Meeresgrund auf: dort Grabesstille. Geräuschlosigkeit. Leere.

Jetzt schwinde auch ich – zerspringe zu Sprühregentröpfchen. Ich, ohne meinen gewöhnlichen Körper, schaue von unten auf eine Fontäne, die aus einem Springbrunnen in hohem glitzerndem Bogen emporspritzt, und ich weiß in totaler Fraglosigkeit, dass dieser Sprühregen unverkennbar *Ich* bin.

Das verwundert mich kein bisschen – mein *Ich* zusammengesetzt aus Hunderten Wassertröpfchen. Eher wundere ich mich darüber, dass mich dieser Umstand nicht happy macht, nur erleichtert – ah, ermuntere ich mich, jetzt lehn dich innerlich zurück, das ist die berühmt-berüchtigte »Ich-Auflösung« bei den hohen Dosierungen gewesen: Die hast du ja schon mal glänzend überstanden.

Mich durchfährt der Gedanke: Du musst deine Gedanken nicht länger ernst nehmen, lass sie vorbeiziehen, jede Beständigkeit ist dahin.

Vor vielen Jahren sagte mir eine Wahrsagerin in Rumänien mal, mein Element sei das Wasser. Ich maß dieser Aussage damals keinerlei Bedeutung zu – scheinbar –, denn nun, nachdem ich mich als Wasserfontäne wiedergefunden habe, rätsle ich, ob mein Bewusstsein diese mir völlig nichtig dünkende Aussage nicht doch in einer Zelle über all die Jahre aufbewahrt hat, um sie in dieses Bild zu übersetzen. Findet sich tatsächlich für all das, was ich erlebe, das Unbedeutende, das Bedeutende und alles dazwischen, ein (über lange Zeit sachter) Undercover-Abdruck in meinem Gehirn? Wenn, wäre das nicht unglaublich, dieser gigantische Vorratsspeicher für jenen letzten Film, der, wie manche behaupten, während des Sterbens vor einem abläuft?

Bei einer hohen Dosis kann ich nicht mehr unterscheiden, ob ich meinen eigenen Erinnerungen erliege oder in denen meiner Mutter als junger Frau der Siebzigerjahre herumkurve (gepusht von der Musik ihrer damaligen Lieblingssängerin Shirley Bassey).

Die Bilder überkommen mich als ungebremste Empfindungen, mir schießt das Wort »übersinnlich« durch den Kopf, in neuer Gültigkeit: Meine Sinne ragen wie Abertausende kleiner Antennen in die Atmosphäre, vom leichtesten Windhauch in Schwingungen versetzt, und jede einzelne kann ich hautnah, mit jeder

Pore, spüren. Jedes Gefühl aber ist etwas ganz anderes. Meine eigene Geschichte stülpt sich kopfüber, implodiert und zerrt bei ihrem Bersten einiges mit sich, was mich immer gehalten hat. Andere Teile von ihr werden an die Decke geschleudert, wo sie sich als (Schein)Einsichten festheften.

Bald darauf, eine gefühlte Endlosigkeit lang: Todesbilder, in einem einzigen, nicht abreißenden Strom. Schaurige Anblicke, in einer fortwährenden Abfolge von Monstrosität und Kläglichkeit – vor Eiter triefende, blutende Augen, aufklaffende, fleischigrot wuchernde Wunden, schrundige Elendsgestalten wie aus dem Mittelalter mit zerlumpten Kleidern und verwelkten, ausgezehrten Gesichtern, Haut und Knochen, der Totenschädel eines Vogels mit spitzem Schnabel im Profil, das verdörrte, grätige Seeteufelmaul mit scharfen Zähnen, entbeinte Leiber, die Gerippe von Wüstentieren und Kakteen.

Als körperlichen Schmerz empfinde ich schlagartig meine Bewegungslosigkeit auf der Matratze: Mir ist, als hätte sich ein Stab aus Stahl durch meine Wirbelsäule gebohrt, der mich wie einen hilflosen, auf dem Panzer liegenden Käfer in einen Insektenschaukasten spießt. Obwohl mir mein Verstand sagt, dass ich mich nur umdrehen müsste, zu einer Seite, um der Starre ein Ende zu setzen, fehlt mir die Kraft dazu.

Der Gedanke pocht, es sei ein Symbol, dass das Stahlrohr ausgerechnet durch mein Steißbein in meinen Körper ragt. Ein Stellvertreter-Schmerz, symbolisch ebendort angreifend, wo das Rückgrat beginnt. Das ich mir nicht verbiegen lassen darf.

In einem anderen Moment – wann immer er auf der Zeitachse stattfinden mag – kann ich überdeutlich meine Verlustangst spüren, sie hockt eindeutig in meinen beiden Lungenflügeln. Mein Brustkorb hat ein Loch in der Mitte, scheint mir hohl, gleichzeitig bis zur Atemnot eingeengt von der Furcht, verlassen zu werden. Klarer Fall, kommentiere ich bei mir, das hier ist die Wurzel meines kindlichen Asthmas.

Was mich an alledem zutiefst verblüfft: So sicher ich bin, dass die Bilder mich meinen, sie treffen mich nicht bis ins Mark. Es ist für mich kein freier Fall hinab in einen kalten Höllenschlund, sosehr ich darum weiß, dass all diese Geschöpfe meinem Hirn entschlüpft sind. Sie bewohnen meine höchstpersönliche Unterwelt, trotzdem werden sie nicht zu meinem Inferno, nicht mein Martyrium. Die Todessymbole bedrängen mich nicht, lassen mich vielmehr spüren, dass diese von mir mit Abstand betrachtete Kümmerlichkeit auch zu mir und meinem Wesen gehört.

Einerseits fühle ich mich untröstlich, andererseits genieße ich es, haltlos zu weinen. Es ist eine von vielen doppelsinnigen Empfindungen und Vorstellungen, die ich unter LSD nicht als widerstreitend wahrnehme – mir kommt es in diesem Zustand ganz natürlich vor, dass zwei direkte Gegensätze nebeneinander existieren können. Es ist nur meiner jetzt nervlich fein synchronisierten Geistesgegenwart zu verdanken. Und meiner exotischen Eigenschaft, von einer Außenposition auf mich zu gucken und gleichzeitig mitten im Erleben, im Fühlen, zu sein.

Auch als mir irgendwann »Horrortrip« einfällt,

ist das nur ein Begriff aus einer wissenschaftlichen Kategorie – so wie das Faktum, dass Forscher mithilfe von LSD versucht haben, krankhaften Wahn, eine Psychose, nachzuvollziehen. Vielleicht packt mich die Angst, »auf einem schlechten Trip hängenzubleiben«, nicht, weil mir Friederikes Beruhigung im Ohr ist, dass der Wirkungspeak der Substanz nach rund zweieinhalb, drei Stunden überschritten ist und man von da an langsam, über weitere zwölf, dreizehn mildere Stunden, garantiert zurückfinden wird. Auch Wissen formt das Bewusstsein.

Das mächtigste Gefühl überfällt mich, als ich sterbe – das Segel, das nun mein *Ich* ist, steht mit einem Schlag still, und alle Farbe entweicht aus dem Bild. Bei meinem Verschwinden setzt sich eine orange glimmende Unvergänglichkeit an meine Stelle. Das Bizarre ist, dass ich mich erneut aus einer Distanz beobachte *und* aus purem Gefühl bestehe.

Meine Hände fühlen sich wie zwei derbe Fleischlappen an, meine Beine scheinen mich nicht mehr zu tragen. Auf dem Höhepunkt der Wirkung bin ich zu nichts mehr imstande, dabei beteuert Friederike, ich würde es alleine auf die Toilette schaffen. Vollkommen in mich gekehrt, halte ich ihr immer wieder meinen Arm hin, zum Blutabnehmen und Pulsmessen, aber den Fragebogen vermag ich nicht mehr auszufüllen – auf Fragen wie »Fühlen Sie sich verwundbar?« oder »Möchten Sie jemanden umarmen?« kann ich mir keinen Reim mehr machen. Als hätte ich eine »visuelle Agnosie«, eine Seelenblindheit, bei der ich die Wörter zwar lesen kann, sie aber ihren Sinn maskieren.

Selbst auf die Frage »Wie sehr scheint die Grenze zwischen Ihnen und Ihrer Umgebung zu verwischen?«, weiß ich keine Antwort mehr. Die Grenze zwischen mir und meiner Umgebung ist nicht verschwommen, sie existiert nicht mehr.

Den Laptop-Test, Emotionen wie Wut, Traurigkeit, Furcht und Freude in den gezeigten Gesichtern zu bestimmen, wehre ich ab. (Ich muss nur abwinken, und Friederike versteht.) Zu sehr bin ich auf mich zurückgeworfen: Das »Setting« – die Krankenhausatmosphäre wie das stundenlange Daliegen – befeuert die Introspektion.

Jedes stringente Denken ist mir vereitelt, ich kann unterwegs nicht mehr denken, was ich denken will. Ich bin im Moment. Ich glaube, zum ersten Mal, seitdem ich ein Kind war. Weil die zwei riesigen Dimensionen meines Erlebens entzweigebrochen sind: die Zeit und mein Ich. Damit implodiert auch die allzeit präsente Kritikerin unter meinem Dach: Ich will nicht mehr glänzen, weder vor anderen noch vor mir; nicht mehr interpretieren, ob mir eine Ansicht aus meinem Unterbewusstsein eine wunderbare Einsicht vermittelt, die mir irgendwann irgendwie nützen könnte. Verwertung spielt keine Rolle mehr, bloß schauen und fühlen. Selbst optische Halluzinationen, irre Farben und Muster, sind fürs Kopfleuchten lässlich. Solange ich die Feinheiten – das Fragile unserer Existenz – ebenso wie die Grobheiten und Trümmer leibhaftig erfahre.

Ein visuelles Aha-Erlebnis habe jedoch auch ich jetzt erstmals: dass die Natur, alles um mich herum, von Leben erfüllt ist, ein großes atmendes Ganzes. Endlich begreife ich in meinem psychoaktiv aufgewirbelten Gefühlsleben das Hauptprinzip, als wäre es mit Leuchtmarker geschrieben: Alles geht, alles bleibt.

Alles ist im Fluss, in einer steten Veränderung, und besteht dennoch weiter, als Elementarteilchen. Mein Selbst ist gerade zu Abertausenden Wassertröpfchen emporgeflogen, die wie bei jeder *wahren* Fontäne wieder dort auftreffen, wo sie herkommen, an der Quelle des Brunnens.

Ich war eben noch da, ich war nicht da.

Sodass ich akzeptieren muss, nichts auf der Welt, kein Busch, kein Strauch, keine Hummel ist seelenlos – nein, durch und durch beseelt, auch wenn mein waches *Ich* es mir bislang nicht gestattet hat, die Gesamtheit eines Wesens wahrzunehmen.

Über sechzehn Stunden hinweg demonstriert mir LSD auf seine unnachahmliche Weise, wie sensationell ich mit sperrangelweit geöffneten Augen zu staunen vermag. Dann hebe ich die Lider – und torkle mit meinem erweckten Bewusstsein in den Anfang von morgen hinein.

NACHBEBEN

In der Extremerfahrung greller Schönheit und Hässlichkeit ist für mich eine Wahrheit jenseits der Worte geborgen. Gleißende Vollkommenheit. Alles, was ich bin, war durch einen grenzenlosen Ozean geglitten, in den mein Grundwasser mit dem Strom allen Lebens zusammenfloss. Das hatte mich buchstäblich sprachlos gemacht – vor Glück: Etwas anderes als die Liebe meiner Familie und Freunde brauchte ich nicht.

Mein Leben konnte mir nichts mehr anhaben.

Die Substanz hatte der Schwerkraft hochgradig gekündigt und ich mich doch aufrecht halten können. Sechsmal war mein Innerstes nach außen gekehrt worden; nun hatte ich kapiert: Ich muss nicht länger mit angehaltenem Atem durch meine Tage gehen, über mir ist offener blauer Himmel. Jetzt schaue ich die Welt an. Anstatt darauf zu bauen, dass die Welt mich anschaut.

Vor einiger Zeit erzählte mir ein Tätowierer, dass seine Kundschaft heutzutage besondere persönliche Zäsuren als Motiv auf der Haut verewigen lasse, zum Beispiel den Tod des Hundes. Demnach müsste man mir jetzt ein Tattoo aus drei Großbuchstaben einritzen.

Ersatzweise habe ich in Gedanken an meine *Insel der Seligkeit* gleich danach zu beten (und schreiben) begonnen: dass ich mich in dem LSD nicht täusche, dass es gut war und fortbestehen würde. Capotes bittere Bilanz harrte in einem Unterschlupf meines neuen Bewusstseins: Die *erhörten* Gebete werden mitunter zu den unerbittlichsten. (Capote hat sich für ihn untypisch verhalten über seine eigenen zwei LSD-Erfahrungen 1962 geäußert – Jahre, bevor alle Welt Trips schmiss. Das, was ich über seine Biografie weiß, bringt mich zu der Vermutung, dass er zu viel Unerträgliches in seinem inneren System angehäuft hatte, als dass es sich mittels *instantly acid effect* hätte entsorgen lassen.)

Zunächst bin ich genug damit beschäftigt zu ergründen, wie ich mich wieder in heimischen Gefilden bewegen soll. Denn es gibt kein Vertun (wie man in Hamburg sagt), dass ich ungeachtet meines früheren Lebensgefühls, nie in voller Absicht eine Wahl getroffen zu haben, bei Reiseanbruch einen handfesten Beschluss gefasst hatte.

Am Morgen danach erstrahlt der *Afterglow* in Spektralfarben. Im Krankenhauszimmer stelle ich mich abermals heimlich an die Wand, während mir Friederike aus der Kantine etwas zum Frühstück holt: Die Messlatte zeigt – ungläubig starre ich auf die Zentimetereinheiten –, dass ich seit dem Morgen davor fast vier Zentimeter gewachsen bin!

Irre ich mich? Bin ich meiner Wunderkammer noch gar nicht entstiegen? Gestern plemplem geworden? Sicherheitshalber teile ich meine Beobachtung Friederike nicht mit; es gehört nicht zu ihrem Aufgabenbereich, sich an Ort und Stelle um meinen Geisteszustand danach zu scheren.

Erneut misst sie für ihre Akten meinen Blutdruck, meine Temperatur (die auf dem Peak um mehr als ein Grad gestiegen ist). Nimmt mir Blut ab, um später ermitteln zu können, wie sich das LSD, Stunde für Stunde, in meinem Körper abgebaut hat. Ich wiederum tue meine Probandinnenpflicht und fülle den vorerst letzten Fragebogen aus: Stutze am längsten bei jenen Fragen, die darauf zielen, ob ich mich eins mit dem Universum gewähnt, ob sich meine Erfahrung »spirituell« angefühlt hätte.

Dann will Friederike von mir wissen, welche Dosis ich welchem Trip zuordne: Bei den hohen Dosierungen tippe ich jeweils auf die Einhundert- oder Zweihundert-Mikrogramm-Powerpakete. Einmal allerdings, mutmaße ich, wurde es ausgebremst von Ketanserin – von jenem Wirkstoff, der sich schneller als LSD an den 5-HT_{2A}-Rezeptor heftet – wie anders wäre zu erklären, dass ich nach der Einnahme beinahe fünf Stunden mit ihr durchquasselte, als wäre nix? Bis sich in der sechsten Stunde der Baustellenlärm zu einzelnen Hammerschlägen aufsplittete, die mir wie ein Boxhieb aufs Ohr vorkamen.

Etwas, sagte mir eine laute Stimme, war hier noch nicht zu Ende – aber was ist schon jemals zu Ende? Wenn mir die Substanz bisher auch nicht verraten hatte, wie es weitergehen würde, welche Reisesouvenirs sich in Zukunft bewähren würden – zunächst mal könnte ich mich genüsslich in dem Glauben aalen: Jetzt gerade ist alles famos! Alles so schön wie früher, nur dass es heute noch viel schöner ist. Den Beweis trat schließlich das silberhelle Licht vorm Fenster für mich an.

Und vielleicht ist die Erklärung für mein körperliches Wachstum profan: Der ungekannte Entspannungsgrad hatte bloß meine vom Alltag gestauchte Wirbelsäule über vierundzwanzig Stunden gestreckt.

Gewachsen oder nicht – als ich in die Basler Betriebsamkeit hinaustrete, fremdle ich mit der Welt. Dafür ist ein »Zwang« aus meinem Hirn radiert: Ich finde es ganz und gar unerheblich, welchen Zug nach Zürich ich erreichen werde.

Zu Hause bin ich trotz Erschöpfung zu kribbelig, um einen Schongang einzulegen, wovon sollte ich mich erholen müssen? Den Topf Minestrone, den mir mein Mann als Willkommensgruß gekocht hat, esse ich mit wiedererlangtem Appetit. Auf eine interessante Weise fühle ich mich merkwürdig, so wie mir mein Drumherum mit einem Mal *merk-würdig* erscheint. Der Tag wirkt wie frisch gewaschen (im Unterschied zu mir).

Bald zeigte sich ein Haufen paradiesischer Soforteffekte in meinem neuen Gefühlshaushalt: Ich saß mit Freunden zusammen – und vergaß die Zeit! Plötzlich hockte ich nicht mehr nur auf einer Pobacke da.

Und ich nahm mich auf einmal nicht mehr wichtig. So wenig, dass ich aufpassen musste, nicht zu wurschtig zu werden (etwa den Pyjama noch am Vormittag gegen einen anständigen Aufzug zu tauschen).

Was war das für ein hoch angenehmes Lüftchen! Ich musste mich nicht mehr um Nichtigkeiten streiten, nicht mehr Recht haben. Sah keinen Grund mehr, nicht auf Anhieb mit der Sprache rauszurücken, sagte nun etwa meinem Mann geradeheraus, was ich wollte oder nicht wollte (wohingegen ich früher, um bei vorbelasteten Themen Beziehungsungemach zu vermeiden, hin und wieder den Weg des geringsten Widerstands gegangen war).

Komisch bleibt, dass ich nicht auf Anhieb registrierte, wie sehr meine Alltagsängste geschwunden waren. Während ich mich bestens daran erinnern konnte, wann eine Befürchtung von mir jeweils eingesetzt hatte, wurde mir ihr Ende kaum präsent. Bis ich einige Wochen nach einem Trip auf der Skipiste stand und mich mit satter Begeisterung an der Steilheit des unter mir liegenden Hanges berauschte. Da erst wurde mir im Kontrast klar, dass mir auf dem Berg sonst der Atem gestockt und es mich jedes Mal ein wenig Überwindung gekostet hatte, sogar eine mir bekannte Loipe abzufahren. Nun benötigte ich dafür keinen Mumm mehr – die Zuversicht, ich würde es ohne Beinbruch hinunterschaffen, war einfach da. Geschenkt, der Mut musste nicht groß sein, bloß größer als der angehäufte Kleinmut im gewöhnlichen Leben.

Versetze ich mich heute zurück in meine Danach-Stimmung, bemühe ich mich, jeglichen LSD-Veteranen-Lebensbejahungsbombast wegzulassen. Andererseits wird jede Erinnerung überformt, mit jedem einzelnen Satz, den man über ein Ereignis verliert. Und das Herzstück *dieses* Ereignisses ist die Erinnerung.

Sie war dank LSD mit jener monumentalen Empfindung vom Überindividuellen, vom Universalen –

und in einer solchen Größenordnung! – verschmolzen, dass ich für viele märchenhafte Monate eine kolossale Erleichterung spürte. Ich kam mir richtiggehend »geläutert« vor, obwohl ich es doch nie auf eine »Katharsis« abgesehen hatte.

Ungelogen, für eine ganze Weile nahm ich nichts mehr persönlich. Bezog nichts auf mich, setzte nichts mehr direkt mit meiner Person ins Verhältnis, und dadurch bekamen die Dinge eine andere Proportion. Sofort schien mich das (wenigstens vorübergehend) von Selbstanmaßung zu kurieren. Die nebeneinander existierende Kleinheit und Größe meines Egos – zwei Schauspiele, die sich nur bei Tageslicht betrachtet ausschlossen – spazierten neuerdings, im Abglanz der horrenden Erfahrung, friedlich Hand in Hand.

Ein bisschen kam es mir wie im Märchen vor: Mein Selbst hatte sich auf dem Trip ungefähr so wie »Herr Tur Tur« verhalten, Michael Endes Riese in der *Unendlichen Geschichte*. Je näher er/es einem kommt, desto mehr verliert er/es seine Riesenhaftigkeit.

Doch auch die Feststellung eines Schriftstellerkollegen von Michael Ende ging mir schlagartig auf – Ferdinand Schirachs Bemerkung, Bilder würden durchs präzise Hinschauen ihren Schrecken einbüßen. Das sei zum Beispiel bei einer Leichenobduktion der Fall, hatte er mir erklärt: Seziert das Auge ein Gesamtes, tastet sich der Blick vor bis zu den delikaten Furchen – der Greuel tritt zurück und eine feine Nuance zutage.

Mit einem Mal hatte sich meiner ein unbändiges Vertrauen ins Leben bemächtigt. Bei aller Schwere und Erhabenheit im Guten wie Schlechten, die meine Trips ausgemacht hatten – meine bewährte Welt in Scherben fallen zu sehen –, war mir zugleich ein Ohrwurm geblieben, zu dessen Melodie ich mit emporgerecktem Scheitel in der Sonne tänzelte.

Here comes the Sun, doo-doo-doo-doo
Here comes the Sun
and I say, it's all right
Little darling
It's been a long cold lonely winter
Little darling
It feels like years since it's been here
Here comes the Sun, doo-doo-doo-doo
Here comes the Sun
And I say it's all right.

Wagemutig hatte ich den Maggi-Würfel ins kochende Wasser geschmissen und sehr genau beobachten können, wie und worin er sich auflöste. Nun musste ich billigen, der Würfel war zwar geschwunden – aber gleichzeitig sicherstellen, dass seine Spurenelemente in der Suppe zurückblieben: damit ich sie optimal für meinen Stoffwechsel verwerten konnte.

Die zahllosen Paradoxa, die mir LSD dingfest gemacht hatte – sie enttarnten die Substanz als Instant-Konzentrat einer *Ambivalenzerfahrung*: Es war überflüssig, sich beim Entweder-Oder aufzuhalten, viel ratsamer, ein Sowohl-als-Auch anzunehmen. Daher im Grunde auch wenig überraschend, dass ich für die *Bipolarität* zunächst den Preis der Verwirrung zu zahlen hatte.

Ich fühlte mich nicht reif für die Klapse – aber verstört und erschöpft von den vielfältigen Widersprüchlichkeiten war ich schon. Würde ich tatsächlich allein in der Lage sein, aus dem *Afterglow* einen nachhaltigen *Glow* zu machen? Bei aller Achtung gegenüber meiner Wirklichkeitsverschiebung – das sollte ja meine Landung in der Normalität eines modernen Lebens werden. Sobald aber das Alltagsrauschen bis zu meinem veränderten Bewusstsein durchgedrungen sein würde, könnte die süße Tonfolge in meinem Gehörgang anfangen, komplett gaga zu klingen.

Nie, nie wieder!, hatte ich mir während des ersten hochdosierten Trips geschworen. Völlig im Dschumm war mir jede Wiederholung absurd vorgekommen: weil diese Makropackung mehr war, als ich (v)ertragen konnte. Das irrsinnige Dauergeschütz auf meine Selbstbilder, die zahllosen Erinnerungsattacken.

Mir blieb schlicht keine Wahl, als über meine inneren Widerstände hinwegzugehen. Nachdem ich auf die Bruchstücke meiner Vergangenheit gesehen hatte, musste ich mich wenigstens für eine Weile aufgerufen fühlen, mich von den bequemen Moralismen meines Alltagsbewusstseins loszusagen. Sowie alle erdenklichen Reise-Emissionen in Kauf nehmen.

Auf dem Peak hatte ich die Kraft gefunden, meinen Protest Friederike kundzutun: Sobald ich hier raus bin, breche ich die Versuchsreihe ab!

Und die mit Dutzenden Fremdtrips beschlagene Friederike antwortete mir, gemächlich den Raum abschreitend: Ja, klar, Anuschka, du kannst jederzeit abbrechen, ohne uns dein Abbrechen überhaupt begründen zu müssen, aber manches sieht man später anders. Jetzt musst du gar nichts entscheiden, schau einfach mal!

Kluge Friederike.

Anders als ich schätzte sie bereits ab, dass ich es überleben würde. (Meine Mitstreiter hatten es ja auch überstanden, warum dann ich nicht? Wenn auch mit einem größeren Fundus an Erinnerungen.)

Ja, oh Wunder, es war mir in der Tat geglückt, auf die Erde zurückzukehren! Muss ich mich dann vielleicht für den neuerlich festen Boden unter den Füßen revanchieren, indem ich mein aufgesammeltes Treibgut wie lebendige Erinnerungen weiterbehandle, anstatt sie als Artefakte einer archaischen Welt in Bernstein zu gießen und nur ab und an sentimental darauf zu linsen?

»Travel to understand«, las ich in der Anzeige eines Reisebüros. Habe ich es in der Hand, die Reise an die Enden meines Bewusstseins, transparent zu machen, in einem *stream of consciousness*?

Dagegen spricht: Per definitionem ist das hier die wahre(re) Welt. Dafür spricht: Jede Definition lässt sich erweitern, jede birgt den Spielraum zahlreicher Interpretationen.

Welch Segen, dass ich der Gefahr, mich in meiner alleinigen Auslegeordnung zu verirren, zuvorgekommen war. Offensichtlich hatte ich mir und meinen gewohnten Deutungs- und Bewältigungsmechanismen misstraut: deswegen Psychiater Peter Gasser um ein »Integrationsgespräch« gebeten. Noch vor meinem letzten Studientag hatte ich mit ihm vereinbart, mir anhand meines *großen* Trips zu veranschaulichen, wie die »Reintegration« in der psycholytischen Therapie abläuft.

Er hatte eingewilligt, unter der Bedingung, dass ich meine emotionalen Stürme innerhalb von 24 Stunden in Worte fasse und ihm dieses Papier vorab zukommen lasse.

Anderthalb Tage nach meinem letzten Trip versuche ich daher bei ihm in Solothurn, meine frische Erfahrung mit seiner Unterstützung zu inspizieren und die Kleinteile zum großen Ganzen zusammenzufügen. Kaum in seiner Praxis, sagt er mir, ich hätte es ja bereits für mich »integriert«. Vermutlich aber lediglich, um meinen Glauben in mich zu stärken: dass es mir auch selbstständig gelingen würde, die inneren Überschwemmungen kanalisiert zu kriegen.

Das Dualistische meines psychedelischen Bildersturms – ich war gestorben, mein Vater war gestorben; ich existierte weiter, mein Vater existierte weiter; alles verging, alles blieb bestehen – war einem wahren Erdrutsch nahegekommen, der vieles fortriss. Aber auch viel Schutt zur Seite räumte, Unrat und Schlamm, der mir bis dahin den Blick verstellt hatte. Zum Beispiel darauf, dass sich mein Leben gar nicht als Leinwand der Superlative vor mir entfalten muss – ich stand nämlich längst bis zu den Knien mittendrin im *Lush Life*!

Das feinstoffliche LSD hat mir die Hornhaut, die mir auf bestimmten Partien meiner Seele und meines Geistes gewachsen ist, rigoros abgeschrubbt (so weh das zwischendrin auch tat). Und mich so ad hoc eine Grundsätzlichkeit gelehrt. Weil die Substanz mir keinen Fluchtweg ließ, ich mich auf die hoch ambivalente Erfahrung einlassen *musste*, machte ich mich in Blitzgeschwindigkeit mit einer ungeahnten Freiheit vertraut: mit der (chaotischen) Freiheit, den Spuk für meine Zukunft auszudeuten.

Die Chancen dafür stehen nicht so schlecht – schließlich habe ich auf dem Trip die Bäume atmen sehen. Erstmals ein großes, atmendes Ganzes wahrgenommen: dass alles Leben, sogar das, welches wir das niederste nennen, von einem Atem durchströmt wird.

Psyche entstammt dem Griechischen und bezeichnet »Atem/Hauch«. Eigentlich hab ich's ja nicht so mit Atmen. Der Pneumologe, den ich vor Jahren wegen meiner Lungenentzündungen aufsuchte, hielt mich für meschugge, als ich ihm als Asthmatikerin davon berichtete, ich glaube, nicht *richtig* atmen zu können. So ein Quatsch, beschied er mir, Atmen sei ein unwillkürlicher Vorgang, vom vegetativen Nervensystem gesteuert, keineswegs von meinem Willen. Zuletzt konterte er mit dem Totschlagargument, hätte ich recht mit meiner selbst gebastelten These, wäre ich nicht mehr am Leben.

Natürlich, der Schulmediziner hatte seine Sicht, aber jetzt in diesem Prozess, von der psychoaktiven Substanz beflügelt, begreife ich nach und nach, welche Brücke die LSD-Erfahrung zum Atmen schlägt. Und zum Schreiben.

Am Ende scheint es bei den drei Vorgängen auf ein Kondensat hinauszulaufen – darauf, die Welt einzuatmen, wie es Doris Dörrie ausdrückt: »Die Welt in mir als Echo und Inspiration.«

Das lateinische *spirare*, führt Dörrie aus, das in dem Wort »Inspiration« enthalten ist, bedeutet »atmen«, Inspiration dementsprechend »Einhauchen, Beseelung«.

Wenn LSD für eine besondere Art der Luftzufuhr gesorgt hat – und wenn die Luft nicht traurig zischend aus einem künstlich aufgepusteten Ballon entweichen soll –, kann ich die Zeit dann nicht ein zweites Mal, nämlich mit einem zweiten *Flow*, dem des Schreibens, anhalten?

Schreibend erneut durchlässig für die Erfahrung von Welt werden – oder nein, weniger passiv formuliert: Ich mache mich durchlässig. Halte mich selbst aktiv davon ab, den Vogel gleich wieder von der Hand flattern zu lassen, kaum hat mich seine Schwanzfeder einmal gestreift.

Wäre da nicht zugleich das erhebliche Risiko, an gespreizten Binsen entlangzuschrammen: lediglich einmal mehr zu sprachlichen Abziehbildern wie »Carpe Diem!« oder »Love is everything you need« zu gelangen. Denn dieser seitenlange »Reisebericht« ist ja nicht nur ein Erfahrungsbericht, er ist das, was ich als Journalistin oft fürchterlich abgeschmackt gefunden habe: der Bericht einer Selbsterfahrung.

Jedoch glaube ich heute nicht nur zu wissen, dass die Selbsterfahrung und das Schreiben wesensverwandt sind – ich habe *gesehen*, dass die eigene Lächerlichkeit auch etwas Lustiges an sich hat. Und erfahren, dass sich zuweilen, mit oder ohne Substanz, ein *Flow* ergibt, wenn man hineintaucht ins Ungewisse, ins Unkalkulierbare.

»Schreiben ist Unterwassertätigkeit«, sagt Doris

Dörrie, und wer schreibt, schreibe immer über sich. »In einem endlosen inneren Monolog erzählen wir uns Geschichten über uns selbst. Manche davon sind wahr, einige nur ein bisschen, andere überhaupt nicht. Wir alle sind Fiktion, aber das glauben wir nicht, weil wir uns mitten in ihr befinden wie in einem Fortsetzungsroman.«

Das wiederum liegt in der natürlichen, biologisch gegebenen Logik von Verständnis und Verstehenwollen: Das Gehirn unterliege einem Deutungszwang, erklärte mir mal eine Neurobiologin, man könne nicht umhin, alles unablässig zu deuten. Sinn zu stiften, unabhängig davon, ob einer vorhanden ist. Selbst in vasarelyverdächtigen Schlangenlinien muss man also Muster erkennen, irgendetwas von jener Ordnung, an die sich Auge und Hirn gewöhnt haben. (Womöglich hat nur meine billige Abneigung gegen Lavalampen verhindert, dass ich durchs LSD zickzack sah.)

Nach der Auflösung jeder Ordnung aber, nach der Ich-Auslöschung, ist man befreit von der Illusion, es gäbe etwas Unverrückbares, Unabänderliches. Gut so. Dadurch hat man sich die Deutungshoheit über sein Leben zurückerobert.

Auf Tauchstation hatte mein Ich lange in der Position der teilnehmenden Beobachtung verharrt: Mir schien vollkommen plausibel zu sein, dass ich durch *mein* Bewusstsein kurvte, zugleich stand die Frage im Raum, wer war der Lotse oder die Lotsin bis zu den toten Winkeln und den abgedunkelten Kammern meiner Welt? Ich?

Gleichermaßen besaß ich ungeheuerliche Distanz

und Nähe zu mir. Jeder Gedanke erwies sich als verpupptes Gefühl. Jedes Gefühl war ein Gedanke. Alle Trennwände waren eingerissen worden, doch wieder: von wem?

Mein Ich war als Wassertröpfchen ins All zersprengt worden. Ich hatte ein fragmentarisches Ich vor mir gesehen, aber mir wurde nicht bange dabei, weil ich ja auch ohne Körper weiterexistierte. Offenkundig war ich mehr als die bloße Summe meiner Teile, es gab etwas – und diese Erkenntnis brannte sich wie ein Laserstrahl in mir ein –, das über meine kleine Identität hinauswies.

»Die psychedelische Erfahrung verschafft einem einen umfassenderen Zugang zur eigenen Existenz«, hatte Peter Gasser zu mir gesagt und hinzugefügt, »dank LSD kann man sehr weit vorstoßen, aber trotzdem bleibt das Leben ein Geheimnis.«

Zum Glück. Verstehe ich seine Aufgabe als Psychiater richtig, will er beim gemeinsamen Blick auf die fremden Verwachsungen und Narben nicht bloß ein paar Trostpflaster aus dem Ärmel seines Arztkittels schütteln – vielmehr geht es um alles Unbegriffene. Und darum, sich dem mit Worten anzunähern. Gleichzeitig aber zuzulassen, dass sich diese Wörter vielleicht öfter zu Fragen zusammenreimen, seltener zu Antworten – und nach jedem vermeintlich aufgeknüpften Knoten die Fäden auch liegenlassen zu können.

Würde sich ihm und der Patientin zu guter Letzt alles in Gänze enthüllen, wäre ihm das, Schmerzfreiheit hin oder her, wahrscheinlich sowieso zu öde. Lieber tappt er quasi auf Zehenspitzen in deren Dunkel.

Nach meinem Besuch in Solothurn begreife ich, dass in Peter Gasser nicht nur ein echtes Psychiaterherz schlägt, sondern auch das eines Autors: Die Art, wie er das psycholytische Therapiegespräch führt, vergegenwärtigt mir, dass es stark darauf ankommt, wie man sich sein Leben *erzählt.*

»Narrativ« ist in den letzten Jahren zu einem Schlagwort geworden. Peter Gasser würde diesen hochtrabenden Begriff wohl ebensowenig in den Mund nehmen wie den der »Deutungshoheit«: Trotzdem stelle ich mir den behutsamen Psychiater als einen zeitgenössischen Wiedergänger Gottfried Benns vor.

Indem er, die empfindliche Waage zwischen Zumutung und Schutz stets austarierend, die hochgespülten Traumbilder mit den Patienten zusammen auf der Kante ihres Wachbewusstseins erzählerisch in die Balance bringt, verhilft er mit der Macht der Worte dazu, das Leben nicht als eine Gewinn-Verlust-Rechnung zu betrachten: nichts, was man nur durchzustehen hätte.

Und wieder so ein Widerspruch: Hatte mir das LSD denn nicht ebenfalls jene wohltuende Einsicht beschert, dass sich meine biografische Vorgeschichte zwar in meinem Kopflabyrinth zu einer hoch persönlichen Erzählung verdichtet hatte, lauter innere Wahrheiten im Tross – ich aber gar nicht mehr imstande oder willens war, die Sprache als Rettungsleine in der Bilderflut auszuwerfen?

Ich ertrank – und mit mir soff mein Vokabular ab.

Mein Verstand war währenddessen zwar nicht ausgeknipst worden, meine Fähigkeit zum Formulieren aber hatte keine Rolle mehr für mich gespielt: Im Gegenteil, ich war irritierend erleichtert gewesen, dass ich auf einmal keine Worte mehr machen wollte. Nichts mehr sprachlich festhalten.

Ich war ja sowieso aus der Zeit gefallen, konnte nicht mehr unterscheiden, was wann passiert war: Alles geschah jetzt, im Augenblick. Damit hatte jegliches Narrativ seinen Sinn und seine Struktur verloren – ohne zeitliche Abfolge blieb nur noch die Entropie der Erinnerung.

Und den Spieß in meinem Rückenmark vergesse ich nie.

LSD hatte als bombastischer Gefühlsverstärker gewirkt. Von Gefühlen, die seit Ewigkeiten bei mir ansässig waren.

Denn das meiste von dem, was ich jetzt weiß, wusste ich schon früher, bloß wusste ich es da noch nicht.

Als ich Peter Gasser anfangs befragt hatte, schilderte er mir einen Trip als »heftigen Traum mit hohem Erinnerungsvermögen«. Nun, nachdem ich mehrmals intensiv durch meine Ursuppe gekrault bin, als handle es sich um meine Fruchtblase, ist mir das Traumhafte unbewusst-bewusst geworden.

Mein Jounalistenkollege Stefan Klein hatte mir vor vielen Jahren von seinem Erfolgsbuch übers Träumen berichtet. Zum Stand der wissenschaftlichen Ermittlungen sagte er, dass nach jüngsten Erkenntnissen sogar Vögel träumen würden, und ohne die Eigenschaft zu träumen, unser Geist kaum funktionieren könnte. Nacht für Nacht müsse »die Küche aufgeräumt werden«. Er erzählte auch, man gehe inzwischen davon aus, dass Träume in Bilder übersetzte Emotionen seien:

Gefühle, die träumerisch zu einem Bilderteppich verwoben werden.

Folglich hatten mir quasi schlafwandelnd meine Gefühle zu Füßen gelegen. Klein nannte die Traumgefühle damals »Unterströmungen der Seele«, was sollte ich daraus schließen?

Betrachte ich meine LSD-Träumereien mit meinem Wachbewusstsein, wohin gehören dann die »Unterströmungen«? Zu meiner Seele, meinem Bewusstsein, meinem Gedächtnis? Oder lassen sie sich konkret am Gehirn vertäuen?

Das episodische Gedächtnis heißt ja nicht umsonst *episodisch*; wir besitzen Gehirne, die Geschichten erzählen. Offensichtlich tun sie das auch im Traum: Das träumende Hirn erlebt Geschichten, anstatt sie hinterher zu erfinden. (Wobei das in eine alte Debatte hineinrutscht: ob Träume eigentlich Wahrnehmungen sind oder Vorstellungen.)

Mein Kollege ist zu dem Standpunkt gelangt, Träume würden beweisen, dass es zwischen beidem keinen himmelweiten Unterschied gibt. Ihn hätten Träume auf eine aufregende Art und Weise von der Illusion geheilt, dass »die Welt genauso ist, wie ich sie sehe«. Was er draußen vor der Tür erblicke, etwa einen Gartenzaun, sei im Grunde genommen auch bloß eine Hypothese, die er in seinem Kopf erzeuge.

Das Irre jedoch sei – das hätten neuere Untersuchungen an den Träumen blind geborener Menschen ergeben –, dass Sinnesorgane gar nicht nötig sind, um dieses Bild von der Welt zu haben. Demzufolge wären Wahrnehmungen Vorstellungen, und die erlebt man im Traum. Ob nämlich ein Blinder oder ein Sehender träumt, bei beiden ist der visuelle Kortex aktiviert (einige der blinden Träumerinnen und Träumer konnten die Traumbilder detailgetreu zeichnen).

Das würde die Prämisse setzen, dass mein LSD-Kosmos nicht einfach eine schillernde Traumrealität wäre, sondern ein spezieller Modus meines Gehirns, der immer wieder in die sogenannte Wachrealität hineinschwappt und von dieser nicht scharf zu trennen ist.

Nun aber Butter bei die Fische! Welche »Unterströmungen der Seele« können sich mir offenbaren? Steht nicht im luftleeren Raum mehr denn je die Frage: Wer bin ich, wer war ich, wer möchte ich sein?

In tiefer Befriedigung hatte ich als *Acid Head* verstanden, dass es gar nicht zu meiner Natur gehörte, immer wieder aufs Neue nach einer sprachlichen Formula zu suchen.

Strafe ich mich rund zwei Jahre danach nun mit jedem Satz Lügen – dann weil allen Einsichten zum Trotz mein Impuls, etwas Unerklärliches in Sprache zu gießen, unausrottbar ist. Zwar ist er möglicherweise nicht natürlich, meinem Naturell aber doch zu eigen – und meine Identität versucht, seitdem sie sich wieder zusammengesetzt hat, zwangsläufig nach bewährtem Muster vorzugehen.

Vermutlich bin ich zurück an dem Punkt, meiner Selbst im neuen Aggregatzustand Herrin werden zu wollen. Also ist diese Selbstbespiegelungsnummer nichts anderes als die Schrumpfversion eines hochnarzisstischen Aktes, dazu vor kapitalistischer Kulisse? Will ich mich letztlich auch selbstoptimieren – und bin den mikrodosierenden Silicon-Valley-Techfritzen deshalb keine Elle überlegen? Steckt hinter meinem angeblichen Forscherdrang nicht letztlich der banale Wunsch, bei dieser gigantischen Loslass-Übung springe auch etwas für mich heraus, nach dem Motto, wo was losgelassen wird, treibt auch neues Gut ans Ufer?

Alles nur Gewese, Schwester, nur Gewese? Oder muss ich einfach akzeptieren, dass mein Ego zurück ist, ich immerhin aber nach wie vor weiß, wie mir zumute war, als es sich zerstört gezeigt hat *und* unkaputtbar?

Der persische Mathematiker Omar Chayyam sagte vor tausend Jahren, Wahrheit, die Beweise benötigt, sei nur die halbe Wahrheit. Dürfte ich mich da nicht mit Fug und Recht fragen, inwiefern die Beweislast gerade auf meinen Schultern liegt?

Vielleicht beweise ich hier mit meinem üppigen Restschwindelgefühl nur eins: wie beeinflussbar ich bin. Meine immense Autosuggestion. Die starke Placebo-Wirkung von psychedelischen Substanzen – die als »Mindset« einsetzt, falls man das Psychonauten-Pathos im Hinterkopf hat, der LSD-Himmel lasse Lebensweisheiten in Hülle und Fülle regnen.

Als Verhaltensbiologin habe ich mich früher darum bemüht zu verstehen, weshalb ein Berberaffe dies oder jenes tut. Ein paar Prinzipien in der Lebensweise von Makaken zu erkennen. Und doch habe ich nach wie vor keinen Schimmer davon, wie sich ein Affenleben *anfühlt*.

Wenn ich nun für mich die *Conditio humana* ein Stück weit knacken möchte – meine wie die von uns allen –, indem ich mir meine LSD-Ansichten zu erklären versuche, dann habe ich, zugegeben, noch die Magie des Fliegens in meinem inneren System. Das umfassende Gefühl unserer existentiellen Einsamkeit – und das übermächtig schöne von der Kostbarkeit ihrer Gegengifte, allem voran vom Gegengift Liebe. Erst seit jenem rauschhaften Augenblick kann ich nachempfinden statt abstrakt nachvollziehen, wie gebettet ich – trotz meines Alleinseins – in Gemeinschaft bin.

Das klingt schrecklich nach religiöser Erleuchtung, nach gefühligem Schwulst (oder wie mein alter Lehrer Wolf Schneider vielleicht sagen würde, nach »gequirlter Scheiße«).

Trotzdem läuft es auf einen Triumphzug hinaus: Liebe ist der Botenstoff, den das LSD ans wahre Leben abgibt (über den Rezeptor 5-HT_{2A}).

Das Entheogen zwingt einen, sich als Kopfmensch zu hinterfragen, weil es das Denken nach herkömmlicher Logik zur Strecke bringt. Ich glaube dadurch begriffen zu haben, dass ich mich im Kampf zwischen Hirn und Herz vom LSD geschlagen geben sollte, dass niemand von beiden das alleinige Sagen haben soll.

Immerhin konnte ich ein »Ja« ankreuzen auf dem Studienfragebogen; ich fühlte mich eins mit dem Universum, ich verschmolz nicht nur mit Melodien, ich glotzte auch hingerissen auf den Puls, der die Baumrinde vibrieren ließ, auf die Blättchen, die mit ihrem eigenen Odem in der Atmosphäre zitterten. Ein tiefes Mitgefühl breitete sich in mir aus. Insofern enthüllte sich die entheogene Erfahrung wirklich als eine göttliche, als *numinos*: Sie ist mehr als eine vorüberziehende Erziehung des Herzens.

Seit ich einen Blick auf meine inneren Landschaften erhascht habe, streife ich mit einem wärmeren Blick durch die äußeren. Konnte es sein, dass die Herzensbildung im Zeitraffer, die mir meine erweiterte Wahrnehmung kredenzt hatte, darin bestehen musste, Lichterketten über alle trennenden Zäune zu legen? Dass ein Molekül, das sich an meinen Serotonin-Rezeptor heftete, Mitmenschlichkeit erzeugte, es einem die Erfahrung des allzu Menschlichen zuteilwerden lässt?

Vielleicht sind zumindest ein paar meiner Trip-Phänomene archetypische, die weniger meinem Lebenslauf entspringen als einer gemeinsamen Menschheitsgeschichte. Wie eine Wildbeuterin schien mein Gehirn, zurückversetzt in den Hominidenstatus, durch eine Steinzeitlandschaft zu streifen. Archaische Angstbilder ploppten auf: mächtige Neandertalerkiefer, verdörrte Steppen, bedrohlich blinzelnde, schlitzschmale Äuglein von Urzeit-Tieren wie Schildkröte und Mammut.

Hatte Jung mit seiner psychoanalytischen Theorie Recht, dass es ein kollektives Gedächtnis gab? Waren das alles viel weniger individuelle Bilder, die mein scheinbar so einmaliges Gehirn zeichnete, stattdessen eine Reihe stammesgeschichtlicher Erfahrungen, die sich epigenetisch fortgepflanzt hatten? Rührte daher vielleicht das eidetische Weltbild von Kindern? Aber welcher Vorteil hatte sich dann daraus – phylo- und ontogenetisch – ergeben, dass man es während seines Aufwachsens wieder verlor? Und welchen Vorzug hatte es, mir vom LSD diese Aufnahmen aus dem Gemeinschaftsarchiv ins Gedächtnis rufen zu lassen?

Eigentümlich, wie sich die Bilder in den Berichten über die Generationen gleichen. Oder ist dieses quasireligiöse Gefühl auch bloß eine Schimäre des Geistes?

Wie *spooky*, dass der umgelegte Schalter in meinem Bewusstsein schlicht und einfach eine Frage veränderter Hirnchemie sein soll. Dann wäre es Torheit, anzunehmen, unser freier Wille agiere losgelöst von unserer Neurophysiologie. Ich habe die Debatte zwischen Philosophie und modernen Neurowissenschaften zur Kenntnis genommen, bisher aber auf intellektueller Ebene, die meine Emotionen nicht berührte. Nun war sie für mich von Erfahrung gesättigt. Und als Naturwissenschaftlerin wie als Frau habe ich den großen Einfluss auf die Stimmung, beispielsweise von den in uns kreisenden Hormonen, eh nie leugnen können. Jetzt jedoch erschien mir meine Umgebung in sich verzerrt, geradeso, als würde ich eine stillgelegte Rolltreppe hochlaufen, meine Schritte scheinbar ins Bodenlose setzen.

Wenigstens war ich mit meinen abseitigen Empfindungen und Gedanken in bester Gesellschaft. George Harrison war der erste der Beatles, der LSD gekostet hatte. Sein Londoner Zahnarzt hatte es ihm 1965 ohne Vorwarnung in den Kaffee gerührt, ebenfalls Harrisons Frau und John Lennon und dessen damaliger Frau. Sechs Jahre später sagte er in einem Interview: »I had such an overwhelming feeling of well-being, that there was a God, and I could see him in every blade of grass. It was like gaining hundreds of years of experience in 12 hours.«

Heute weiß ich ziemlich genau, wovon er sprach – und warum Tripper sich als »experienced« bezeichnen.

Lennon und er verspürten den gleichen Frust wie ich, sich nach dem außerordentlichen Kaffeetrinken ihren Bandkollegen Ringo Starr und Paul McCartney nicht mehr in dem alten Maß verständlich machen zu können: »It was such a mammoth experience that it was unexplainable. It was something that had to be experienced, because you could spend the rest of your life trying to explain what it made you feel and think. It was all too important to John and me.«

Hieß das, ich würde ernsthaft bis ans Ende meiner Existenz über den Wert meines Erlebnisses nachdenken müssen? Tatsächlich verging seitdem kein Tag, an dem ich mich nicht an die Bilder erinnerte – und als ihre Farben allmählich zu ermatten begannen, habe ich es regelrecht mit der Angst bekommen: Sollte ich aus diesem Paradies wirklich wieder vertrieben werden? Langte der Mut, den ich für meinen nassforschen Sprung ins kalte Wasser aufgewandt hatte, nicht für den Rest meines Daseins?

Das Leben bleibt eine Haltungsfrage. Die Schwierigkeit ist nur, jedes Mal wieder die Haltung ausfindig zu machen, die für einen in diesem Moment stimmt. Woraus für mich die zweite Maxime folgt: Leben ist Übungssache.

Deshalb beschließe ich, die Auswertung meiner Erfahrungen als Übungsmanöver anzusehen. Und mich dabei nicht davon einschüchtern zu lassen, meine Worte könnten mitunter zu entrückt vor objektiver Entschlüsselung dastehen. Wie persische Derwische übers Papier wirbeln.

Und doch, dann ist die Zeit reif für Erdung.

Der junge Psychiater Felix Müller, der für die Basler Studie die Ein- und Austrittsgespräche führt und den Segen für meine Teilnahme gegeben hatte, empfängt mich eine Woche nach meinem Finale. Zuerst fragt er mich nach meinem generellen Befinden, ob es alles in allem gut gelaufen sei?

Unsere Unterhaltung ist auf andere Weise aufschlussreich als die mit Peter Gasser: Er öffnet den Briefumschlag mit der Reihenfolge, wodurch sich das Rätsel der jeweiligen Dosierungen lüftet. Der allen an der Studie Beteiligten – Probandinnen wie Ärzten und Pharmakologinnen – dokumentiert, welche Dosierung ich an welchem Tag bekam. Vorab aber soll ich ihm noch mal meine Zuordnung jeder Dosis im Gesamtrückblick nennen. Ich zähle auf –

1. Tag 200 Mikrogramm plus hemmendes Ketanserin
2. Tag 50 Mikrogramm
3. Tag 200 Mikrogramm
4. Tag Placebo
5. Tag 25 Mikrogramm
6. Tag 100 Mikrogramm.

Und bin ein wenig stolz, als Felix Müller mir bestätigt, dass ich mit jeder Dosis richtigliege, als Einzige unter seinen Probanden.

Ich frage ihn, ob wirklich keiner der von ihm für gesund befundenen Probandinnen und Probanden irgendwie ausgerastet sei. Er schüttelt den Kopf. Bin ich denn die Ausnahme unter den Studienteilnehmern, der das LSD so mit Pauken und Trompeten eingeheizt hat?

Mir fiel ein, dass ich am Morgen nach meinem Schlussbouquet völlig ermattet die Balkontür meines Krankenhauszimmers geöffnet hatte. Auf einer Sonnenliege lümmelte eine blonde Studentin, iPods im Ohr, und obwohl ich fast direkt neben ihr stand, nahm sie keine Notiz von mir. Sie wirkte ebenso sonnig wie das Wetter, schien aufgeräumter Stimmung zu sein. Die Potenz von hundert Mikrogramm in meinen Eingeweiden, staunte ich über sie; wie nur konnte sie hier und jetzt der Musik lauschen? War ihr der Sound ihrer inneren Bilder denn nicht in die Knochen gefahren? Lag es an ihrer Jugend, weil sie weniger Erinnerungen besaß, die sie einholen könnten?

Mir ringen die unmittelbare Wirkung als auch die unmittelbaren Nachwirkungen der hohen Trips einen Riesenrespekt ab, und ich entsinne mich Michael Pollans abschließendem Urteil, als wir uns nach meinem ersten (sanftmütigen) Trip in München trafen. Von der Wucht der Substanz hatte ich zunächst bloß einen minimalen Vorgeschmack gekriegt, noch unterhielten wir uns hauptsächlich auf theoretischer Ebene. Wir stimmten darin überein, dass man sich diesem radikalen Experiment ausschließlich unter fachlicher Anleitung aussetzen sollte, wolle man nicht unter die Räder kommen.

Hinzu kommt die Unkalkulierbarkeit: Jeder einzelne Trip hatte eine neue, eine eigene Qualität. Niemand, finde ich wie Pollan, sollte ohne die fundierte Anleitung einer Expertin oder eines Experten in dieses Abenteuer aufbrechen, damit es keine Reise ins Nirgendwo wird.

Wenn ich heute meine, als »Gewinnerin« aus der Schlacht hervorgegangen zu sein, dann weil ich der Kontrolle schleunigst Adieu winken musste und mit der Geißel Ungewissheit Freundschaft schließen lernte.

Ein knappes Jahr nach meinem Studienfinale starb mein Vater im wahren Leben.

Unter LSD hatte ich ihn sterben sehen: Wie ein flackerndes Lichtlein war er zu den Klängen von Giora Feidmans kletternder Klezmerklarinette *Dance of the Souls* in einer Funkenkaskade emporgehüpft. Er war mir als Irrlicht, als heiteres Flämmchen, erschienen, das gen Himmel hopste. (Und obwohl meine Vernunft einen Restzweifel hegte, rief ich meinen Mann am Morgen darauf gleich an, um ihn zu fragen, ob mein Vater gestorben war.)

Nicht nur die Musik, auch Sachkenntnis hatte diese inneren Bilder angemischt: Na ja, klar, dachte ich währenddessen, Roshani heißt schließlich auf Deutsch »Licht« – und Papas Ahnenväter hatten den Sufismus begründet (das behauptete er jedenfalls immer). Fantasierte ich mir also aufgrund dieses Wissens die naheliegenden Metaphern zusammen?

Hundert Mikrogramm im Körper, hatte ich mir eingebildet, dass er mich mit seinem Tod ein zweites Mal verlassen würde. Und badete in einem Meer aus Tränen – genoss es aber seltsamerweise auch, es erlöste mich von einer Angst. Jener, von der ich bis dahin angenommen hatte, dass sie Trauer war. Bis ich bemerkte, wie eine Steinplatte, die auf meinen Brustkorb drückte, zerbarst. Aber nein, dieses steinerne Gebilde war weder

Angst noch Trauer, sondern Wut. Die Wut, die mir seit der Scheidung meiner Eltern manchmal so den Atem geraubt hatte, dass ich in einem Asthmaanfall nach Luft schnappen musste.

Wenn mein Vater bald sterben würde, so mein nächster Gedanke, wäre es das zweite Mal, dass er mich verließ. Das manövrierte mich in folgende Erkenntnisschlaufe: Als Kind war ich wütend auf meine Eltern gewesen, weil sie sich getrennt hatten. Wie hatten sie beide mir das antun können? Ich hatte die Wut unterdrückt – meine Mutter war bestimmt traurig und wütend genug, da musste wenigstens ich als Tochter Contenance wahren.

Und so hatte es mein Erwachsenengehirn immer aufs Neue trainiert, einen kühlen Kopf zu behalten. Der funktionierte unter LSD wie gehabt: Er schrieb sich sogleich die Erfahrung des Verlusts – die alte Geschichte – positiv um, versehen mit einem anständigen Ende. Ich hatte ja feststellen können, dass der Abwesenheit seines quecksilbrigen Charakters eine neue Anwesenheit gefolgt war. Partikel seines Geistes und Wesens in meinem Luftraum hängengeblieben waren und ich trotz seines Weggehens ein enges Vater-Tochter-Verhältnis zu ihm entwickelt hatte.

Noch jetzt bin ich etwas fassungslos über den Wasserfall meines Gedächtnisses: wie mein Gehirn, dieser geheimnisvolle Nervenklumpen, eine mystische Erfahrung hervorsprudelte.

William James als Vertreter des philosophischen Pragmatismus könnte vielleicht nun, wo ich wieder im Vollbesitz meiner geistigen Kräfte bin, die Nachfrage zu meiner Mystik-Erfahrung – was daran wahr ist und was eingebildet – wohlweislich mit einer wegwischenden Handbewegung kommentieren: demgemäß etwas dann wahr ist, wenn es für uns nützlich ist, es anzunehmen.

Die Psychotherapeuten und Forscherinnen, die sich derzeit dem psychedelischen Erleben aus vielen verschiedenen Richtungen nähern, würden James hier sicherlich beipflichten – solange etwas (noch) nicht quantifizierbar ist, muss man es mit Helmut Kohls Haltung »Entscheidend ist, was hinten rauskommt« angehen. Pragmatisch behandeln: Ob substanzinduziertes Hirngespinst oder real – sofern es sich in der Regel als praktikabel erweist, sollte man es als Mittel einsetzen dürfen.

Um die Fruchtbarkeit von LSD für mein Leben wusste ich spätestens, als mein Vater starb und ich ihn leichten Herzens ziehen lassen konnte. Sein Tod schien mir eine Marke in einem organischen Kreis zu sein, seine Energie auf immer und ewig zu bleiben. Sodass ich angesichts seines realen Sterbens versucht war, mich nachträglich zu meinem Instinkt zu beglückwünschen: Meine Reiseansichten revidierten den Eindruck der Endlichkeit.

Ein Wundbrand jedoch schwelte unverdrossen in einer Brache meines Selbst. Während eines Trips hatte ich mich als heulendes Elend erlebt. Mich kläglich und klein gefühlt: ein Bild des Jammers. Die Verstörung, mich so zu sehen, war derartig unbarmherzig über mich hinweggebraust, dass sie mir zu befehlen schien, niemals in Duldungsstarre zu verfallen. Schon um meinem Vater die letzte Ehre zu erweisen: Wenn es drauf ankam, Rückgrat zu zeigen, jeweils in seine, in puncto Wehrhaftigkeit großen Schuhe, zu schlüpfen. Anstatt auszuharren, zu *agieren*.

Nichts hatte mich so sehr geschmerzt wie die Bewegungslosigkeit – als sich der Stahlspieß in meine Wirbelsäule gebohrt hatte. Jetzt wurde mir bewusst, dass ich mir keine Imprägnierung zulegen durfte, nur damit mich Ungerechtigkeiten gegen mich oder andere nicht verletzen konnten. LSD hatte mein Unterbewusstes auffliegen lassen, jeden Schutzfilm löchrig gemacht – und mich auf die harte Tour spüren lassen, dass man sich mit den Verhältnissen nicht arrangieren durfte. Dreck nicht unter den Teppich kehren, einer falschen Harmonie zuliebe.

Ja, denke ich, es ist kein Zufall, wenn man aus einem Trip als Nonkonformist oder Alltagsrebellin hervorgeht. Nixon hatte sich nicht geirrt: LSD lässt den Geist aus der Flasche. Bürstet einen auf Krawall, macht es einem schwer, sich etwas vorzumachen. Wer den Sturz kopfüber in die Anarchie einmal gewagt und ihn halbwegs überstanden sowie verdaut hat, wird sich fortan weniger schrecken lassen. Schon gar nicht von leeren Autoritäten.

Wieder folgte eine Uneindeutigkeit; nach diesem eisenharten Trip hatte ich sonderbarerweise das Gefühl, ich könnte Bäume ausreißen. Wollte mir die *gefühlte* Umkehrung von Schwäche in Stärke vielleicht eine für mich hochrelevante Wahrheit zuwispern?

Mit all dem Gefühlsmäandern fing der Aberwitz erst so richtig an. Einerseits hatte ich mir Handeln gelobt, andererseits flößte mir diese übersinnliche Erfahrung einen Respekt vor dem Leben *an sich* ein; wer war ich zu glauben, ich kleines Licht würde in diesem weltumspannenden Organismus einen Unterschied machen?

Die Zuversicht siegte über jede Ernüchterung. Mein damaliges Vertrauen ins Dasein ähnelte dem Urvertrauen, mit dem wir alle auf dieser Welt landen und das mit jedem Tag ein bisschen erodiert. Wo sich, wie Kalk auf Materie, eine Angst nach der anderen ablagern mag – aber ein Entkalkungsbad den Untergrund wieder bloßlegen kann. Nun, wo alle Ängste auf und davon waren, wohin auch immer, sah ich auf meine Umgebung mit einem kindlichen Vertrauen (das ich jetzt nicht mehr naiv schimpfen musste).

Dann lese ich in einem Roman von Elizabeth Strout den Satz: »Leben, denke ich manchmal, heißt staunen.« Und kapiere, welches wertvolle Mitbringsel ich von meiner Entdeckungsreise mitgebracht habe: kindliches Staunen. Die lebensechten Attraktionen und Sensationen hatte ich auf dem Trip mit Schaudern und Faszination zugleich wahrgenommen – so als sähe ich wie ein Kind alles zum ersten Mal.

Mir geht auf, dass die Einschnitte, die meine Trips bedeuten, identisch sind mit den Kerben, die die Substanz in mein Zeitempfinden geschlagen hat: dass die Orientierungslosigkeit in der Zeit für mich die eigentliche Bewusstseinserweiterung darstellt. Auch, dass ich abermals meine Kindheit durchschritt, ergibt plötzlich Sinn, denn ich kehrte in jene Zeitlosigkeit zurück, die meinem kindlichen Gemüt eigen gewesen war.

In den letzten Jahren bin ich ein paar greisen Künstlerinnen, auf die Hundert zugehend, begegnet – habe zudem meinen Vater als Greis beobachtet. Bei allen verdutzte mich, wie sehr sie im hohen Alter heimkehrten in die Topographie ihrer Kindheitserinnerungen. Die japanische Künstlerin, die ich für die Zeitung porträtierte, sprach fast ausschließlich von sich als kleinem Mädchen; Judith Kerr, die das legendäre Kinderbuch *Als Hitler das rosa Kaninchen stahl* schrieb, erzählte mir ausführlich davon, wie aufregend (und gar nicht bedrückend) sie als Neunjährige die Flucht aus Nazideutschland empfunden hatte. Und mein alter Vater hatte, nachdem er lange bettlägerig war, manchmal mit geschlossenen Augen die Sprache seiner Kindheit in Aserbaidschan, Aseri, vor sich hin gemurmelt – mich als Adressatin seiner Rede vergessen.

Vielleicht liegt das allein an dem Faktum, dass ihr Langzeitgedächtnis am Ende ihres Lebens wesentlich besser funktionierte als ihr Kurzzeitgedächtnis – bemerkenswert bleibt, dass ein im Grunde recht kurzer Zeitraum von ungefähr zwölf Jahren sich derartig stark auf das Seelenleben eines hochbetagten Menschen auszuwirken scheint. Objektiv gesehen, sind seitdem ja achtzig Jahre und mehr vergangen!

Gerade, als ich versuchte, meiner damals ungefähr fünfjährigen Tochter die Uhr beizubringen, las ich in einem Interview mit einem Zeitforscher, seiner Ansicht nach ende die Kindheit, sobald ein Kind die Uhr lesen könne.

Nach meinen Trips überlege ich, ob Zeit und Staunen vielleicht Zwillingsfiguren sind: sich die Uhr als Taktgeber während meiner Reise selbst aus dem Verkehr zog und damit als Instrument für mein Empfinden ausgedient hat. Mir die *Uhr ohne Zeiger* dagegen nunmehr erlaubt, meine ungezügelte Neugier von der Leine zu lassen.

Das ist es! LSD holt einem ein atemraubendes Staunen zurück ins Leben. Innerhalb weniger Stunden verdeutlicht es einem auf seine spektakuläre Weise, dass unser Dasein ein ewiges Geheimnis ist.

Wäre ja gelacht, wenn ich dieses »erstmals Wahrnehmen« nicht hinüberretten könnte in mein Alltagsbewusstsein – mir war doch schon vorher, bei substanzungetrübtem Verstand, klar, dass jedes erste Mal vor allem deswegen einen so besonderen Zauber besitzt, weil es im wahrsten, freudvollsten Sinne einem Knick in der Optik gleicht: das erste Mal in einem fremden Land; das erste Lächeln meines Babys; der erste Sprung in den See in diesem Sommer. (Okay, verknallt zu sein, hat denselben Wahnsinnseffekt, aber der nutzt sich bekanntlich ab, und man kann ja nicht immerzu in die nächste Liebe hechten oder dem Verliebtsein nachtrauern.)

Mir dämmert, dass das Vorhaben meines ehemaligen Freundes Roger, »das Leben zu verdichten«, aufs Gleiche zielte: »Der Moment selbst ist ja nur eine Zeiteinheit. Das was ich ›Momentum‹ nenne, hängt mit dem englischen Wort ›Momentum‹-Impuls zusammen: Das ist eigentlich der schöpferische Augenblick, der produktive, der Moment der Verdichtung, der Moment, in dem etwas geboren wird, überhell wird, der Moment, in dem ich empfinde, wie stark ich an meinem Leben hänge, der Moment der Daseinsbestätigung, der vitalen Erneuerung, der Überraschung. All das, was hängenbleibt, was das amorphe Ich definiert, das würde ich ›Momentum‹ nennen.«

Als er davon sprach, wollte er dem »Moment« vermutlich kein modisches Achtsamkeitsdekor umhängen – sondern nur sagen, dass man ihn nicht verplempern sollte. Er äußerte diese Erkenntnis lange vor der Pandemie, aber hätte er die noch erlebt – hätte er eine Parallele entdeckt? Der Lockdown war, als hielte die gesamte Welt die Luft an. Und man rieb sich verwundert die Augen, dass es in kapitalistischen Gesellschaften tatsächlich möglich war, die Zeit anzuhalten.

Für mich haben sich durch LSD bis dahin unverbundene Ereignisse zu verbinden begonnen, mancher Zusammenhang in meiner Geschichte darin hell erleuchtet. Vielleicht aber ist auch das ein altes Missverständnis: sich unaufhörlich mit seiner Vergangenheit verbinden zu wollen? Genauso unsinnig wie dieses ständige Werdenwollen! Beides überflüssig wie ein Kropf und nur immer wieder Anlass, das Leben aufzuschieben.

Während der morgendlichen Meditation, zu der mir Friederike zu Studienbeginn geraten hatte, habe ich gelegentlich ein Déjà-vu jener köstlichen Stille, mit der mich zum ersten Mal ein Trip beschenkte. Die ist pures Sekundenglück: mich – meine rumorenden Gedanken – für ein paar Wimpernschläge los zu sein.

Ein so unvergleichliches Wohlgefühl, das sich – so erkläre ich es mir natürlich erst jetzt, seit mein Denken zurück ist – einstellt, nachdem das Ich sich selbst durchquert und am Ende der Strecke erschöpft hat.

Das Samenkorn für eine Transformation ist nämlich – sagt die Forschung – die *Ego Dissolution* bei den hohen Dosierungen. Unmissverständlich hat sie mir bewiesen, dass die Entsagung seiner Selbst keine hohle Demutsgeste sein muss. Sondern Seligsein sich gerade an jenem Ort – im Ich-Abseits – breitmachen kann, dort, wo man sich mit der Bedürfnislosigkeit auf die beste aller möglichen Weisen bescheidet: damit, für eine Weile nichts mehr zu wollen.

Leider muss ich seit einiger Zeit wieder in Betracht ziehen, dass sich mein Ego auf perfide leisen Pfoten gefährlich neu an mich heranpirscht. Weshalb ich versucht bin zu flehen: Wie kann ich mich so lange wie möglich in meinem kleinen selbst errichteten Himmelreich aufhalten?

Psychiater Gasser hatte mir den schmalen Band *Zengeist Anfängergeist. Unterweisungen in Zen-Meditation* von Zen-Meister Shunryu Suzuki mit dem dürren Hinweis empfohlen, er sehe Analogien zwischen den Zustandsbeschreibungen von Trips und der Zazen-Praxis. Bei der Lektüre habe ich Lust, viele Zeilen über die richtige Zazen-Haltung mit meiner Ausnahmeerfahrung zu unterschreiben. Insbesondere die Stelle von der umstürzlerischen »Einheit der Dualität« packt mich:

»Das ist die wichtigste Lehre: nicht zwei und nicht eins. Unser Körper und unser Denken sind nicht zwei und nicht eins. Wenn ihr denkt, euer Körper und Geist seien zwei, dann ist das falsch; wenn ihr denkt, sie seien eins, so ist das auch falsch. Unser Körper und Geist sind zwei *und* eins. Wir denken gewöhnlich, dass etwas, das nicht eins ist, mehr als eins sein muss; wenn es nicht Singular ist, ist es Plural. Doch in der tatsächlichen Erfahrung ist unser Leben nicht nur Plural, sondern auch

Singular. Jeder von uns ist abhängig und unabhängig zugleich.

In ein paar Jahren werden wir sterben. Wenn wir bloß denken, dass dies das Ende unseres Lebens ist, ist das ein falsches Verständnis. Andererseits, wenn wir denken, dass wir nicht sterben werden, ist das auch falsch. Wir sterben, und wir sterben nicht. Das ist das rechte Verständnis. Manche mögen sagen, dass unser Geist oder unsere Seele ewig sind und dass nur unser physischer Körper stirbt. Doch das ist nicht ganz richtig, weil beide, Geist und Körper, ihr Ende haben. Aber zugleich ist es auch wahr, dass sie ewig existieren.«

Zu diesem Versatzstück passt das Resultat der Schweizerischen »Felsentor«-Studie: dass sich die Gehirne von psychedelischen Köpfen und denen von jahrzehntelang meditierenden buddhistischen Mönchen in den aktivierten wie deaktivierten Arealen gleichen. In beiden Zuständen wird man zum Zeugen seiner Gedanken, die vorüberziehen, ohne einen emotional hochzumunitionieren.

Woraufhin ich nach dem LSD-*Flash* – vielleicht nach der anhaltenden Neuverdrahtung meiner Synapsen – den Vorsatz für mein Wachbewusstsein ableite: künftig nicht mehr nur so aufmerksam wie nötig zu sein, sondern so aufmerksam wie mir möglich.

Und jetzt heißt es schlicht: üben, üben, üben!

Wie tröstlich, dass ich das auch auf anderen längst legalen Wegen vermag: Man kann sich selbst ebenso (nur wahrscheinlich nicht flugs) eine Zeit lang durch Meditieren, Fasten, Sport, Wandern, Kochen, Brotbacken loswerden – und seinen Blick auf diese Arten neu funkeln lassen.

Es ist an mir, inwieweit ich den erquicklichen Perspektivwechsel durchs LSD zum Bestandteil meines allgemeinen Sehvermögens machen möchte. Ich kann darüber bestimmen, welche Figur ich irgendwo, vor irgendwem abgeben möchte – ob überhaupt.

Während ich vor meinen Trips nahezu manisch im Geiste Urteile fällte – über mein Verhalten oder das der anderen, sogar über Passanten –, geht dem unentwegten Bewerten von mir allmählich etwas die Puste aus. Als hätte sich der Buddhismus mittels LSD über mein Haupt hergemacht und mir das Taxieren und Zensieren ausgetrieben: sich permanent mit anderen zu vergleichen, das ist doch die Pest.

Nein, Darwins Satz »Das Bessere ist der Feind des Guten« darf nicht mein Lebensprogramm sein. Das Gute ist gut genug. Ich kann getrost aufs Bessere, aufs Beste sowieso, pfeifen – sofern ich lerne, diese Wonne der Selbstvergessenheit, wenigstens für Momente von mir wegzukommen, auszukosten.

Die Gutachten, die ich Tag für Tag über mich und andere erstellt habe, schieße ich ins All. Weg mit fremden Maßstäben, nur von fremden Regeln und Konventionen befreit, werde ich mir meine eigene Messlatte errichten können!

Apropos Messlatte. Die im Basler Krankenhauszimmer hatte mir am Morgen danach weisgemacht, ich sei durch die Erfahrung als Mensch gewachsen.

Auch eine der Placebo-Auswirkungen, die sich alsbald in Luft auflösen würden – wogegen ich gar nicht ankommen kann? Habe ich mir da einfach eine hausgemachte *Feel-good*-Logik zurechtgeschustert? (Mein Vater lächelte bloß wissend, als ich ihm von meinem LSD-Abenteuer erzählte.)

Ich erhoffe mir eine seriöse Prognose der Wissenschaft: Schon bin ich bei Friederike.

Als ich sie auf meine Bitte hin wiedersehe, umarme ich sie spontan. Das macht mich leicht verlegen, denn wir kennen uns ja kaum! Nur sagt mein Gefühl etwas anderes; sie war an meiner Seite, als ich am Grund meiner Seele schürfte – selbst wenn sie von außen davon in erster Linie meine geschlossenen Lider mitgekriegt haben mag. Wann immer ich während des Kriegs meiner Elemente von der Matratze zu ihr aufsah, saß sie – ein Fels in der Brandung – an ihrem Computer und tippte verlässlich auf ihrer Tastatur herum. Ankerte fest im Boden der Realität, während ich andere Wirklichkeiten erkundete.

Kürzlich einunddreißig geworden, scheint mir Friederike ein ungewöhnlich fertiger Charakter zu sein, mit einem stabilen inneren Kompass ausgestattet. Und in der Zwischenzeit zudem mit Doktortitel!

Den hatte sie sich mit der Co-Leitung und Publikation dreier Studien am Universitätskrankenhaus Basel verdient. Darunter die Studie, an der ich teilnahm: »Acute dose-dependent effects of lysergic acid diethylamide in a double-blind placebo-controlled study in healthy subjects«.

Eifrig zeigt sie mir in ihrem wissenschaftlichen Artikel jene Diagrammkurven, die sie besonders »cool« findet. Die größte Überraschung, erklärt sie, habe ihr der *Ceiling effect* beschert. Damit meine sie, dass die positiven Effekte einer LSD-Erfahrung bei einer Dosierung von 100 Mikrogramm an ihre Decke stoßen. Das heißt, die höchste eingesetzte Dosierung von 200 Mikrogramm hat die als gut empfundenen Auswirkungen auf Seele und Geist nicht toppen können. Im Gegenteil, bei der höchsten Dosis traten wahrscheinlich durch eine vollständigere Ich-Auflösung signifikant häufiger negative Empfindungen bei den sechzehn Probandinnen und Probanden (eine davon ich) auf. Daher, so ihre vorläufige Folgerung, wären 100 Mikrogramm die Potenz, die für Angstpatienten und schwer Depressive den größten Heilungserfolg mit sich brächte.

Wahrlich ein Wundermedikament, bedenkt man, dass solch mirakulösen Effekte, selbst bei den höchsten LSD-Dosierungen, durch Millionstel Gramm erreicht werden.

Als ich ihr erzähle, dass ich zum zweiten Mal Albert Hofmanns Autobiografie lese, bekommt Friederike glänzende Augen und nickt begeistert, o ja, die kann man immer wieder lesen!

Vielleicht könnte sich Hofmanns späte Hoffnung in Bälde bewahrheiten, die er gegenüber Peter Gasser Anfang der Nullerjahre äußerte, nachdem der als Erster nach 35 Jahren weltweit die Arbeit mit dem Psychedelikum wieder aufgenommen hatte: Gassers psycholytische Therapie werde Hofmanns Werk vollenden – dessen »Sorgenkind« zurückverwandeln in sein »Wunderkind.«

Die Zeichen stehen gut. Neulich erst hat Friederike ihre Resultate einmal mehr in London auf einer

Tagung präsentiert; das Interesse der Kolleginnen und Kollegen im Ausland ist enorm, nach ihrem Vortrag wurde sie von Forschenden mit Nachfragen gelöchert. Sie ist eine prima Vertreterin ihres Metiers, fachlich ohnehin, aber auch menschlich – sie würde sich kaum im Sentiment ihres Forschungsgegenstands verfransen.

Unbestechlich, mit großem inhaltlichen Ehrgeiz, behauptet sie sich in dem Haifischbecken »Internationaler Wissenschaftsbetrieb«, in dem unter den großen Fischen noch immer hauptsächlich männliche schwimmen.

Dann berichtet sie mir, was LSD in den letzten zwei Jahren mit der Wissenschaft angestellt hat (was es mit mir angestellt hat, weiß ich ja mehr oder weniger). Wie viel sich nochmals während der Pandemie getan hat: Für sie am Unispital besonders entscheidend sei die Gründung von »MindMed« gewesen.

Im Frühjahr 2020, einen Monat, bevor Corona die Welt zum Wackeln bringt, wird das Pharma-Startup in den USA gegründet, das sich auf die Erforschung von LSD spezialisiert hat. Es wird von privaten Gönnern getragen und will die Substanz als Medikament zur (milliardenteuren) Marktreife treiben. Zu den ersten unternehmerischen Schritten gehörte es, Studiendaten des Universitätsspitals Basel zu lizensieren. Inzwischen ist das börsennotierte New Yorker Unternehmen dabei, mit Matthias Liechti, Peter Gasser, Friederike & Co. weitere umfangreiche Forschungen am Haus aufzugleisen.

Miri Halperin Wernli – »Executive President« von »MindMed« – lebt nach Jahren an Schweizer Kliniken für Kinder- und Erwachsenenpsychiatrie – bei Zug, einer Nachbargemeinde von Zürich. Als wir uns treffen, bin ich platt, wie ein solches *Persönchen* – einen guten Kopf kleiner als ich – so vor Energie vibrieren kann. Im Laufe unserer Begegnung werde ich merken, dass der Enthusiasmus der promovierten Naturwissenschaftlerin nicht allein an der Morgenluft liegt, die »MindMed« wittert. Ihr Idealismus und ihr Engagement für Psychedelika haben die Wurzeln in ihrer Familiengeschichte; der Israelin sind familiäre Traumata und gravierende seelische Erkrankungen in der Verwandtschaft alles andere als fremd. Sie sagt, sie sei zuversichtlich, dass es nun schnell gehen werde – jedenfalls sei »MindMed« bei der Zulassung von LSD als Medikament weltweit in der »Pole Position«.

Der Markt boomt, überall entstehen an den Universitäten Abteilungen, die Center for the Neuroscience of Psychedelics oder Center for Psychedelic and Consciousness Research heißen. Parallel schießen die Biotech-Start-ups wie Pilze aus dem Boden (und viele von ihnen konzentrieren sich, wegen des belasteten Erbes von LSD, tatsächlich auf Pilze, aufs Psilocybin in *Magic Mushrooms*).

Man verspricht sich ein Milliardengeschäft – und ist daher bereit, unglaubliche Summen zu investieren. Gerade weil sich mancher in den USA in den letzten Jahren seit dessen Legalisierung an Cannabis dumm und dusslig verdiente. Auch Miri Halperin Wernli hat sich auf diesem Feld getummelt, 2016 mit der Gründung von »Creso Pharma«, einer Cannabis-Unternehmung, hervorgetan.

Fast täglich schickt sie mir anschließend amerikanische Presse und neu erschienene wissenschaftliche Publikationen zum Thema: darunter, was Elon Musk gesagt hat – das desolate US-Gesundheitssystem ließe sich mittels psychedelischer Stoffe heilen –, über eine »halluzinogene Honigbiene« bis zu dem religiösen Freiheitsverständnis eines »Magic Mushroom Rabbi«.

Sobald die Forschung weitergediehen sei, fände es Miri Halperin Wernli angebracht, die staatlichen Behörden würden zumindest darüber nachdenken, ob nicht auch Menschen ohne auffällige Pathologie davon profitieren könnten beziehungsweise dürften. Die überlieferten Massensuizide im »Summer of Love« dürften die Forschung nicht längerfristig desavouieren – schon gar nicht, wenn diese weiter klarmachen könne, dass der »idealgesunde« Mensch ein Phantom ist. Da kommt mir Peter Gassers Satz in den Sinn, dass man – obwohl es aus der Zeit leider keine gesicherten Daten gäbe – bei den damaligen Suiziden infolge des sorglosen LSD-Gebrauchs vermuten dürfe, dass die Schnittmenge von drogenaffinen Leuten und labilen Gemütern eher eine größere sei.

LSD-Vater Hofmann tat schon früh kund, wie oft die psychotrope Erfahrung ein gereiftes Naturbewusstsein hervorrufen würde – und sollte man sich das angesichts des Klimawandels heute nicht mehr denn je und für möglichst viele wünschen?

Die Reise geht definitiv weiter, auch für Sivan. Er hat mittlerweile die Seiten gewechselt, vor lauter Begeisterung: vom Arzt zum Patienten zum Arzt. Sein Cluster-Kopfschmerz hatte seinen Alltag schwer beeinträchtigt; weil seine Tochter und meine Schulfreundinnen waren, erfuhr ich, wie viele Familienausflüge scheiterten, weil ihn plötzlich eine Attacke überfiel.

Er war der Erste, über den ich mit dem Thema LSD in Berührung kam; vor vielen Jahren schon erzählte er mir von Behandlungserfolgen bei Cluster-Kopfschmerz in den USA. Schlussendlich war er Patient von Peter Gasser geworden. Da Sivan selbst Mediziner ist, durfte er sich die LSD-Portionen eigenhändig verabreichen – bis heute behandelt er seinen Kopfschmerz so, doch der klopft glücklicherweise dank LSD nur noch selten an.

Er hätte sich langes Leiden ersparen können, hätte er früher damit anfangen dürfen, sagt Sivan. Nun will er seine Heilung in einen Erfolg bei seinen Patienten übertragen. Deshalb arbeitet er an mehreren Studien mit, unter anderem zusammen mit Matthias Liechti; sein Hauptaugenmerk aber gilt der Palliativmedizin: Der Leiter der »Palliative Care« möchte LSD am Spital Uster einsetzen, um zum Beispiel Schwerkranken, die nur noch eine kurze Strecke vor sich haben, Lebensqualität zu geben. Dem Dahinvegetieren eine neue, letzte »Lebendigkeit« entgegensetzen.

Ob er keine Sorge habe, dass der Schuss bei ohnehin sehr angeschlagenen Menschen nach hinten losgehen könnte, frage ich ihn. Natürlich gehe ihm das manchmal durch den Kopf, erwidert Sivan, jedoch sei die Wahrscheinlichkeit gemäß der aktuellen Studienlage sehr klein, und »die Wahrscheinlichkeit eines Benefits sehr groß«.

Aus diesem Grund brauche es ja unbedingt die ärztliche Zusatzausbildung der »psycholytischen Therapie« (dessen Vereinsvorsitzender Peter Gasser ist).

»Set und Setting«, diese maßgeblichen Einflüsse aufs Trip-Erleben, hatten einst Timothy Leary und sein damaliger Harvard-Mitarbeiter Richard Alpert gefunden. Bis heute sind das die Schlüsselbegriffe in der LSD-Forschung – was der Legende widerspricht, Leary sei ein Wirrkopf gewesen, der sich in zu vielen Wirklichkeiten jenseits des Faktischen verheddert habe.

Zugleich legt es den Finger in die alte, noch unverheilte Wunde, dass der therapeutische Kontext die Musik macht. Sivan ist aus der aktuellen Fachliteratur kein einziger Patient bekannt, dessen Leben sich durch ein Psychedelikum langfristig verschlechtert habe. Vielleicht, träumt er laut, werde es irgendwann nicht nur als letzte Verzweiflungstat von Kranken erlaubt sein, sondern auch Gesunden. Seiner Erfahrung nach würde es zum Beispiel Alten helfen können – ein gutes Ende könne ja nicht heißen, im Altersheim bloß noch auf den Tod zu warten. Und, natürlich, räumt er ein, so ein LSD-Trip könne eine Riesenstrapaze sein, aber das sei doch ähnlich wie der Aufstieg auf einen Achttausender: »Wenn du auf den Mount Everest steigst, ist das über weite Strecken auch wahnsinnig hart und anstrengend, aber wenn du dann oben bist, auf dem Gipfel, hast du gewonnen.«

Ihm hat es ein neues Lebensgefühl verschafft, nicht nur, seit sein Kopfschmerz Geschichte ist: »In kontrolliertem Rahmen sollte jeder diese Erfahrung machen dürfen«, sagt er. Könnte doch sein, dass es eines Tages mal so etwas wie einen »Führerschein« geben würde, eine Art Lizenz zum Trippen.

Wir sind uns vollkommen einig darin, wie viel LSD uns beiden persönlich bedeutet.

Ich bin Nutznießerin eines sehr besonderen »Set und Setting« geworden – nur weil ich mir im Unispital Basel so aufgehoben vorkam, konnte ich LSD seinen Weckruf für meine ermatteten Sehnsüchte und Antriebskräfte anstimmen lassen.

Doch fraglos bleibt für mich, es ist kein Genussmittel, kein Allheilmittel für jeden und alle. Nie lässt sich exakt vorhersagen, wohin die Reise geht. An welchen Rinnsteinen eines Lebens vorbei.

Nicht selten schien LSD bei mir der Devise »Wer nicht hören will, muss fühlen« zu folgen. Zum Glück, denn so habe ich neben vielem anderen erfahren, dass selbst die Bruchlinie von manchem Knacks etwas Imposantes haben kann. Ich mir meine Welt gar nicht in Watte packen muss, damit sie glänzt. Weil nämlich nicht alles, was glänzt, automatisch Talmi ist. Nicht jedes Ding mit Kratzer im Lack gleich stumpf. Immerhin vermag Schmerz (sofern er wieder vergeht) einem auch zu veranschaulichen, dass man ein pulsierender Organismus ist.

Spinnerei oder nicht, ich bilde mir heute ein, ein bisschen genauer zu wissen, worauf es ankommt (und vielleicht, worauf nicht): sich so oft wie möglich springlebendig zu fühlen – und auch das Unangenehme nicht auf Teufel komm raus zu meiden! Nur so läuft man kaum Gefahr, bloß vor sich hin zu leben.

Praktisch überschlagen, werde ich mir Psychedelika gewiss nicht abermals als Lebensbegleitung antun. Lieber versuchen, die Binnenstärke mit den Mitteln zu zementieren, die sich bereits bewähren. Meditation wird für mich mehr und mehr zur kleinen Schwester der großen Loslass-Übung: Auch sie bringt mir zusehends bei, dass sie mir einerseits meine Erinnerungen und Pläne zugesteht – keine gegenwartsversessene Erinnerungsräuberin ist oder eines meiner Zukunftsziele klaut –, andererseits mich darin bestärkt, mir von ihnen nicht die emotionale Gegenwart vergällen zu lassen. Auch tägliches Meditieren lockert mich – dass Gedanken nicht unverzüglich einen Haufen Gefühle mobilisieren.

LSD hat kein Kapitel zugeschlagen, der »Roman meines Lebens« ist, über viele Seiten, wie ich hoffe, noch ungeschrieben. Vielmehr hat es mich sechsmal genötigt, mich mit dem Gedanken an ein offenes Ende (das ich in Filmen und Büchern sonst so hasste) zu versöhnen. Das Staunen ins Unermessliche fortsetzen zu wollen.

Und wer, bitteschön, außer vielleicht Deutschlehrerinnen, glaubt heute noch daran, dass alles seine Ordnung haben muss: einen properen Anfang, Mitte, einen sauberen Schluss?

Nach meinen Trips werden die Blätter in jedem Herbst wieder genauso fallen, ohne dass ich dafür eine Eiche umarmen muss.

Viel besser bin ich damit beraten, den Ratschlag meiner allzeit souveränen Freundin Babou, einer Chirurgin, zu beherzigen, die mich und unsere Töchter in heller Aufregung, wenn eine von uns gelegentlich zu hyperventilieren droht, gerne mahnt: einatmen, ausatmen, durchatmen, weiteratmen! (In Wirklichkeit sagt sie es als Schweizerin natürlich auf Schweizerdeutsch: »ischnufe, usschnufe, dureschnufe, wiiterschnufe!«)

Zu guter Letzt steht mein über bald drei Jahre gereifter Wunsch, meine Trips für die Zukunft aufzufassen wie eine Wimper, die mich drückte und meinen Blick vorübergehend verschwimmen ließ. Und obwohl sie in der Zwischenzeit von Tränen herausgespült worden ist, hoffentlich immer ein bisschen weiterzwicken wird: eine bleibende, sanfte Irritation, die mich einlädt, mir wieder und wieder die Augen zu reiben.

Also einfach mal abwarten, ohne sich ins Warten zu schicken. Mit der Einstellung kann ich gut leben: *wird schon*. Ob so oder so, ich werde auf alle Fälle dabei sein.

In Wahrheit nämlich, das sagt mir mein Gefühl, ist LSD Frage und Antwort in einem. Der Stoff fragt und antwortet jedes Mal mit: dem Leben.

DANK

Dr. Friederike Holze für das großzügige Teilen ihres »Herrschaftswissens« und ihre besondere Fürsorge während meiner wundersamen Trips – bei denen sie ihrem Spitznamen »Friede« alle Ehre machte.

Dr. Peter Gasser, *Best Trip Advisor*, dafür, dass ich so viel persönlichen Profit aus seinem reichen beruflichen Erfahrungsschatz ziehen durfte.

Prof. Matthias Liechti, dem Leiter der Studie am Universitätsspital Basel, dafür, dass er es mir als »uralter« Probandin ermöglichte, mitzumachen.

Allen drei möchte ich ebenfalls für ihr Vertrauen danken, dass ich als Autorin kein Schindluder mit den »Ungeheuerlichkeiten« treiben würde, die sie bei ihren Experimenten herausgefunden haben.

Michael Pollan für seine Buchrecherche, die bei mir den Impuls auslöste, selbst ins kalte Wasser zu springen.

Prof. Kurt Lüscher für die anregenden Gespräche über Ambivalenz im Allgemeinen und Speziellen.

Und: Peter und Fanny – danke, dass ihr mir bei meinem Abenteuer den Rücken gleichzeitig freigehalten habt wie gestärkt. Und dass ihr eure Sorgen unterdessen selbstlos außen vor gelassen habt.

Natascha – danke, ich bin sehr froh, dass wir uns in den letzten Jahren immer wieder auch als »Schwestern im Geiste« erwiesen haben.

Ganz besonders möchte ich meiner Mutter danken: dafür, dass du mir mit deiner Liebe einen derartig stabilen Mutterboden bereitet hast. Dadurch hatte ich während dieser Reise immer genug Sauerstoff in petto – sodass mich die gewaltige Erfahrung nicht umzublasen vermochte.

LITERATUR

R. D. Brinkmann, R. R. Rygulla, *Acid*. März Verlag, 1969

Doris Dörrie: *Leben, schreiben, atmen: Eine Einladung zum Schreiben*. Diogenes, 2019

Peter C. Gøtzsche, *Tödliche Psychopharmaka und organisiertes Leugnen*. riva Verlag, 2016

Lars Gustafsson: *Gegen Null: Eine mathematische Phantasie*. Secession Verlag für Literatur, 2011

Albert Hofmann: *LSD – mein Sorgenkind*. Klett-Cotta, 2017 (Erstpublikation 1979)

Michael Pollan, *Verändere dein Bewusstsein*. Verlag Antje Kunstmann, 2019

Shunryu Suzuki: *Zen-Geist Anfänger-Geist. Unterweisungen in Zen-Meditation*. Theseus Verlag, 2016 (Erstpublikation 1975)

Ayelet Waldman: *Ein richtig guter Tag*. btb Verlag, 2018